의전원, 의과대학생들을 위한

필수 가정의학

Essentials of Family Medicine for Medical Students

김종성 · 김성수 · 정진규 · 윤석준

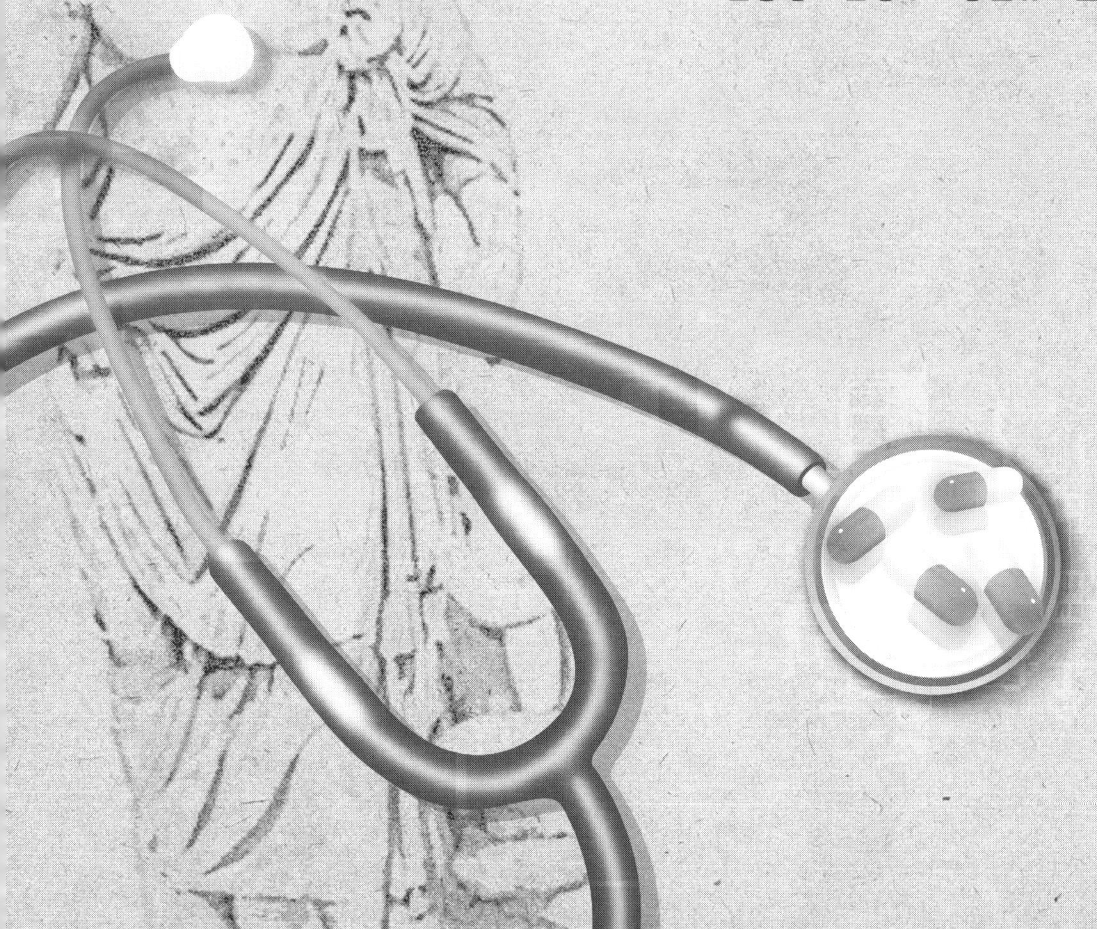

충남대학교출판부

의전원, 의과대학생들을 위한 필수가정의학

발행일 2010년 9월 6일 발행인 송용호 지은이 김종성, 김성수, 정진규, 윤석준

펴낸곳 충남대학교출판부 주소 대전광역시 유성구 대학로 79

전화 042-821-6045 홈페이지 http://cnupress.cnu.ac.kr E-mail cnupress@cnu.ac.kr

ISBN 978-89-7599-362-6 93510

정가 12,000원

의전원, 의과대학생들을 위한

필 수 가 정 의 학

Essentials of Family Medicine

for Medical Students

발간사

하느님의 은총으로
나의 삶에서 만날 수 있었던 고마운 큰 스승님들이 계신다.

그 중에 한 분이 가정의학의 길을 걷게 해주신 윤방부 교수님이시다. 언제나 그 자리에서 환하게 빛나는 밤하늘의 큰 별처럼, 오늘도 나의 갈 길을 인도해주시는 정신적인 이정표이시다.

1989년 2월에 교수님의 포근한 품을 떠나 군의관, 한일병원 알코올 치료센터, 울산의대 아산강릉병원을 거쳐, 1998년 10월에 모교 병원인 충남대학교병원 울타리 안에 작은 둥지를 튼 것이 벌써 10년이 넘었다. 여러 가지 어려운 여건에도 불구하고 충남대학교병원에 전공의 수련프로그램을 만들고 충남대학교 의과대학에 가정의학교실을 만들어 후배님들에게 가정의학의 길을 알려줄 수 있음이, 1998년에 아무것도 없이 건강관리과에 부임할 때를 생각하면 참으로 하느님께 감사하고 행복한 일이다.

수업시간을 통해 학생들에게 가정의학에 관련된 의학면담, 건강증진, 노인의학, 의학 전문직업성 등을 부분적으로 강의하고, 가정의학 임상실습을 진행하면서 '1주일이라는 짧은 시간에 어떻게 가정의학을 가르쳐야 하는가?' 매번 고민되었다. 특히 의과대학과 의학전문대학원의 교육 목표인 '유능한 일차진료의사 만들기'에 가정의학의 개념을 올바로 심어주는 것이 가장 중요한 일이라고 믿었기 때문이다.

여러 증상이나 질병에 대해서는 임상 각 분야의 교수님들께서 부족함이 없이 가르치고 계실뿐더러 더 좋은 내용으로 구성된 책들이 많기 때문에 이 책에서는 모두 생략하였다. 가정의학에서 중요시되면서 일차진료의사에게 꼭 필요한 부분들의 강의록만을 모아 편집하였다. 학생들이 짧은 시간에 가정의학이 무엇인지, 가정의학은 무엇을 중요시 하는지를 쉽게 파악하도록 도움을 주고자 하였기 때문이다.

비록 모양은 예쁘지 않을지라도 후배님들을 위한 의국원들의 정성으로 만들어진 책이다. 바쁜 가운데 집필에 참여한 김성수 교수와 정진규 교수에게 감사드린다. 편집에 정성을 다해 준 윤석준 전임의와 모든 의국원에게 감사를 드린다. 특히 충남대학교병원 가정의학과 개설 10주년을 기념하는 이 책의 발간을 위해 경제적으로 큰 정성을 주신 1기 졸업생 안암(安岩) 홍재창 원장님께 큰 감사를 드리며, 의국의 모든 졸업생들께도 감사를 드린다.

2010년 7월, 向岩堂에서

목천(牧川) 김종성

축 사

충남대학교병원 가정의학과 의국동문 모임인 향암회(向岩會)를 대표해 축사를 맡게 된 1기 졸업생 조동수입니다. 부족함에도 불구하고 축사를 맡겨 주셔서 무한한 영광으로 생각합니다.

향암회원 여러분께서는 충남대학교병원 가정의학과와 함께 한 10년을 돌이켜보면 무엇이 떠오르십니까? 아무런 기반도 없이 출발해 이제는 중부 지역을 대표하는 의국으로 성장하기까지 교수님들이나 여러 동문들 모두 깊은 감회가 있으시리라 생각됩니다. 10년 전을 돌이켜보니 가슴이 벅차오르는 감동을 주체할 수가 없습니다. 의국 생활을 시작하기 전에 저희 1기 전공의 4명이 김종성 교수님, 박병강 교수님과 함께 강원도에 가서 추운 겨울 바다를 바라보며 비장한 결의를 했던 기억이 아직도 생생합니다.

공포의 외인구단!

단지 영화 제목만은 아닙니다. 그 당시 저희 상황이 그랬습니다. 병실로 쓰다가 의국이라고 주어진 방에는 아무 것도 갖춰지지 않은 상태였습니다. 수련 과정은 더욱 혹독했습니다. 가정의학과 수련의 특성상 파견 근무가 많았는데 어려움이 많았습니다. 물론 지금은 분위기가 많이 다르겠지만요. 힘들고 고달플 때면 의국에 모여 눈물로 서로를 위로하며 이겨냈던 기억이 납니다.

언제나 큰 힘이 되어주셨던 김종성 교수님, 김성수 교수님의 가르침과 위로 덕분에 무사히 수련을 마칠 수 있었다고 생각합니다. 초창기 의국의 기틀을 마련하는데 큰 도움을 주신 박병강 교수님, 윤수미 선생님께도 감사의 마음을 전합니다.

세계 각국을 돌아다니며 논문 발표를 어렵지 않게 하고 다니는 훌륭한 후배들을 보면 뿌듯하고 한편 부럽기도 합니다. 하지만 저희도 70년대에 대한민국의 산업화를 이룬 산업 역군들처럼 현재의 의국이 있기까지 초석의 역할을 했다고 감히 자부해 봅니다.

어찌 보면 초라해 보였던 의국이 이제는 규모와 내실에서 남부럽지 않은 위용을 갖추었습니다. 특히 동문들의 오랜 숙원이었던 의국 출신 교수의 탄생으로 인해 동문들의 자긍심은 어느 때 보다 높다 하겠습니다. 강산도 변한다는 10년, 묵묵히 자리를 지키며 한결같은 신뢰로 동고동락한 충남대학교병원 가정의학과가 제2의 도약을 하는 계기가 되었으면 합니다. 앞만 보고 바쁘게 달려왔던 우리를 되돌아볼 수 있는 시간이 되길 바랍니다.

충남대학교병원 가정의학과 탄생 10주년을 기념하면서 의학과 학생들을 위해 필수가정의학 교과서를 출간하는 것을 진심으로 축하합니다. 모든 향암회원이 함께 하나가 된 마음과 지속적인 노력으로 영광된 의국의 또 다른 10년, 20년, 제2의 역사, 제3의 역사를 만들었으면 하는 바램입니다. 추운 겨울을 견뎌 봄에 향을 한껏 발하는 매화처럼, 어려운 상황 속에서도 교수님들과 의국원들이 준비하는 인고의 노력이 또 다른 결실을 맺을 봄날을 기대합니다.

2010년 7월

향암회장 온암(溫岩) 조동수

목 차

제 I 부 가정의학

제 II 부 가족 중심 진료

제 III 부 의학 면담

제 V 부 일차 진료 의사의 평생 학습

부 록

충남대학교 의학전문대학원 가정의학교실 현황

찾아보기

제 I 부 가정의학

– 개 요 세분화된 현대 의료 체계 속에서 가정의학의 역할을 소개하고자 한다.

제 1 장
가정의학의 배경 【김종성】

과학의 발달과 더불어 의학이 계속 발전함에 따라, 방대한 의학적 내용을 의사 한 사람이 모두 습득하고 진료할 수는 없게 되었다. 현대 의학은 의사 한 사람이 어떤 진료 분야를 정하여 그 분야를 공부하고 그 분야의 전문가로서 진료한다. 1917년 안과 전문의 제도를 시작으로 이러한 의료의 전문화 추세는 가속화되었다. 지금은 전문의 제도(specialization)를 넘어 한 과목 내에서도 더욱 세분화되는 진료 형태로 가고 있다(subspecialization). 웬만한 대학병원 규모의 종합병원이라면 150여개 이상의 세분화된 진료 분야로 나뉘어 있는 상태이다. 앞으로도 과학은 더욱 눈부신 발전을 할 것이며 의학은 더욱 방대해질 것이고 이에 따라 진료의 subspecialization 추세는 더욱 진행할 수밖에 없다.

1. 세분화된 현대 의료

발달된 과학의 내용을 수용하면서 의료의 세분화를 통해 발전을 거듭하고 있는 specialized care는 진료의 범위가 점점 좁아지는 반면 깊이는 더욱 깊어짐에 따라 의료의 분절화 현상이 뒤따른다. 인간적인 진료를 추구하는 전통적인 의사상에서 거리가 멀어질 뿐 아니라, 의료진 사이에서도 서로의 진료 내용을 잘 모르게 되고, 환자 입장에서는 자신의 증상에 대해 어느 의사를 찾아야 할지 고민하게 된다. 눈부시게 발전하고 있는 현대 의료는, 역설적으로 몇 가지 문제점들을 필수적으로 야기한다.

1) 의료 체계의 효율성

Specialized care는 보다 특수한 질환의 치료에 관심과 연구가 집중되는 양상을 보인다. 이러한 높은 의료 전문성은 희귀하고 중한 질병의 치료에 관심을 두려는 욕구가 크다. Specialized care는 의학의 발전과 각 질병을 보다 완벽하게 진단하고 치료하는 데 매우 도움이 된다. 그러나 세분화된 진료에 의해 제공되는 의료 서비스는 질병의 예방이나 지역 주민들이 자주 고통을 받는 흔하고 가벼운 질환을 관리하는 기본 의료(basic care)와는 거리가 멀어진다. 세분화된 진료 체계에서 환자는 여러 가지 병이 생길 때마다 여러 종류의 전문의를 찾아야 하므로 의료 이용의 중복과 낭비가 뒤따른다. 또한 환자의 입장에서는 세분화된 진료에 대한 지식이 없으므로 질병이 발생한 경우 어떤 의사를 찾아야 할지 혼란스럽다. 세분화된 진료는 기본 의료에 비해 기술 및 검사 의존적인 경향이 있어 의료 수가의 상승을 초래한다. 의료비 상승의 문제는 일차의료 제도의 활성화를 위해 노력한 영연방 국가나 유럽 각국에 비해 민간의료 중심인 미국, 일본, 한국의 경우에 더욱 심각하다.

의료의 효율성은 질병의 원인, 치료, 예방, 건강 증진과 관련된 최선의 의학 지식을 인구 집단에 효과적으로 적용하여 전체적인 보건 수준을 최상의 상태로 향상시키는 것이다. 좋은 보건의료 체계는 보다 적정한 비용으로 누구나 쉽게 이용할 수 있고 동시에 양질의 진료를 제공할 수 있어야 한다. 비용-효과적인 측면을 강조하는 효율성 입장에서 보면 세분화된 진료로 국가의 의료 효율성을 달성하기 어렵다.

2) 형평성, 접근성

의료 서비스 체계는 건강관리를 위한 능력이나 자격, 의료에 대한 접근성이 개인이나 집단 간에 불평등하지 않도록 형평을 이루어야 한다. 치료가 어려운 중한 질환은 그만큼 발생률과 유병률이 낮으므로 이런 질환에 관심이 많은 specialized care의 진료 시설은 가능한 주민의 수가 많은 대도시에 편중되며 의료비용 역시 기본 의료에 비해 월등하게 높다. 의료의 세분화는 지리적, 경제적, 문화적 접근성을 제한하여 형평성을 저하시키는 요소가 된다.

3) 인간 중심의 진료

세분화된 진료는 인간을 신체의 일부 기관(organ)이나 특수한 질병(disease)을 중심으로 파악하는 성향을 가지기 때문에 의료의 비인간화(depersonalization) 경향을 가질 수 있다. 인간은 하나의 인격체이다. 질병은 그 사람이 생활하는 자연적, 사회경제적 주변 환경이나 가족, 이웃과 분리하여 파악될 수 있는 것이 아니다.

2. 일차 진료

1920년 영국의 Dawson report에서 최초로 primary care라는 용어가 사용되었으며, 1923년 미국의 Francis Peabody는 의료 분절화에 대한 대안으로 포괄적이고 인간적으로 진료할 수 있는 일반의 제도가 필요하다고 주장하였다. 1966년 미국의 Millis 위원회는 "report of citizen's commission of graduate medical education"에서 세분화된 현대 의료의 문제점을 지적하고 전체적인 의료 개혁이 필요함을 보고하였으며, 같은 해 미국의학협회 의학교육위원회는 "가정의학 교육에 관한 특별위원회"를 통해 primary care를 활성화시키기 위해 새로운 형태의 전문의인 가정의(family physician)의 양성이 필요하다고 주장하였다. 일차 진료의 전문성을 살리고자 탄생한 가정의학은, 1969년 미국에서 20번째 전문 과목으로 인정되었으며, 1972년에 세계가정의학회(WONCA, World Organization of Family Doctors)가 정식으로 출범하였다. 전 세계적으로는 매 3년마다 통합 학술대회가 열리며, 지역별로는 미국지역, 유럽지역, 아시아-태평양 지역, 아프리카 지역 등에서 매년 자체적으로 학술대회를 연다.

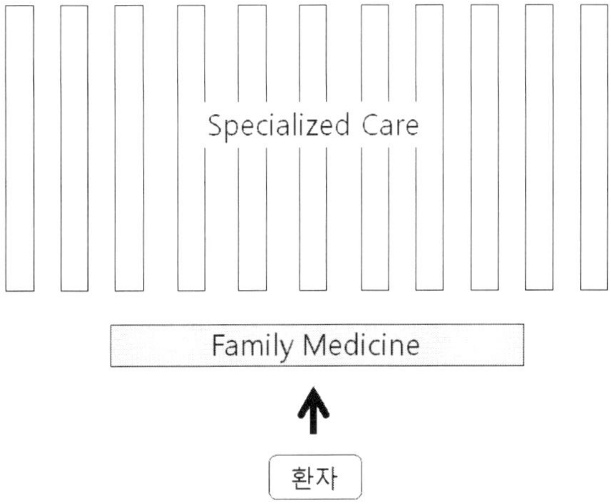

그림 1-1. 세분화된 진료와 가정의학 진료

'일차(primary)'라는 용어는 순서상 '첫 번째'라는 의미가 있고 또한 '가장 중요한', '근본적인'이라는 의미가 있다. Primary care는 의료서비스에 대한 출입구이며 보건의료의 중심적, 근본적인 요소이다. 영역별로 전문화된 진료는 일차 진료의 개념에 대비해 세분화 진료(specialized care) 또는 자문 진료(consultant care)이다. 환자와 의료 체계의 측면에서 나타나는 specialized care의 여러 단점을 보완하기 위해 대두된 개념이 바로 primary care이다. Specialized care에 비해 primary care는 진료의 범위가 넓은 반면 종적으로 좁은 특성을 갖는다(그림 1-1). Specialized care는 과학의 발달을 중심으로 이루어진다. 각 분야의 진료가 더욱 세분화될수록 의료 체계에서 일차 진료의 중요성은 더 커진다. 일차 진료는 세분화된 진료의 문제점을 해소하면서 보건의료 서비스의 기본 목적인 효율성과 형평성의 균형을 유지하고 인본주의적 의료를 제공하기 위해 필요한 의료체계이다. 일차 진료 의사의 수준이 높을수록 이러한 목적을 잘 수행할 수 있다.

3. 한국의 가정의학

1974년 세계은행 교육차관에 대한 심사과정에서 미네소타 대학의 Eldon Berglund 교수가 내한하여 한국에 가정의학을 도입할 것을 권고하였다. 이에 연세대학교 윤방부 교수가 미네소타 대학으로 건너가 1975년 7월부터 1978년 10월까지 가정의학 레지던트 과정을 이수하고 귀국하였다. 한국에는 1978년에 연세대학교 윤방부 교수에 의해 처음으로 가정의학이 도입되었고, 1979년부터 전공의 수련 프로그램이 시작되었다. 1980년 1월에 대한가정의학회가 창립되었으며, 서울대 홍창의 교수가 초대 회장으로, 윤방부 교수가 부회장으로 취임하였다. 1980년 10월에 가정의학회지가 창간되었으며, 1985년 2월에 대통령령이 공포됨으로써 가정의학은 23번째의 전문 과목으로 인정되었다. 1986년 6월에 윤방부 교수는 세계가정의학회 부회장으로 피선되었고, 1986년 8월에 제1회 가정의학 전문의 고시가 시행되었다. 2010년 현재 전국적으로 가정의가 6,500명에 이르고 있다.

제 I 부

가정의학

참고 문헌

대한가정의학회. 최신가정의학. 한국의학, 서울, 2007.

대한가정의학회. 가정의학 총론편 제2판. 계축문화사, 서울, 2003.

안상훈. 우리나라 1차 의료 수준의 평가 및 선진국들과의 비교 분석. 가정의학회지 2001; 22: 483-497.

Green LA, Fryer GE, Yawn BP, Lanier D, Dovey SM. The ecology of medical care revisited. N Engl J Med 2001; 344(26): 2021-5.

Institute of Medicine. Primary care. American's health in a new era. National Academy, 1996.

Starfield B. Primary care. Balancing health needs, services, and technology. Oxford University Press, New York, 1998.

Taylor RB. Family medicine: principles and practice 6th edition. New York, Springer -Verlag, 2003.

Rakel RE. Textbook of family practice 6th edition. Philadelphia, Saunders, 2002.

제 2 장
가정의학 진료의 주요 특성 【김종성】

Specialized care가 과학의 발전을 중심으로 발달해나가는 것에 비해, 가정의학은 환자 중심, 지역 사회 중심으로 발달해나간다. 일차 진료가 갖추어야 할 속성으로, Institute of Medicine(1978)은 접근성, 포괄성, 조정성, 지속성, 책임성 5가지를 지적하였고, Starfield(1992)는 1차 접촉, 접근성, 포괄성, 지속성 4가지를 주장하였다. Institute of Medicine은 1996년 일차 진료에 대해 개인적인 의료 수요의 대부분을 다루는 것, 지속성, 가족 중심 의료가 통합된 포괄적 진료, 접근성을 강조하는 새로운 개념을 정의하였다. 이러한 속성을 충족해야 바람직한 일차 진료이다. 가정의학은 연령, 성별, 질병의 종류에 구애됨이 없이 가족을 대상으로 지속적이고 포괄적인 의료를 제공하는 학문이다. 가정의학 진료는 다음과 같은 5가지 주요 특성이 있다.

1. Comprehensive care

가정의학의 포괄적 진료는 두 가지의 개념, 즉 가정의학의 진료 범위와 건강문제에 대한 접근 방법을 말한다.

1) 포괄적인 진료 범위

성별, 연령, 질병의 종류, 신체 기관, 치료 방법 등에 따라 진료의 범위가 결정되는 세분화된 진료와 달리 가정의는 건강문제의 종류에 상관없이 개인의 어떠한 건강문제에 대해서도 상의할 수 있어야 한다. 가정의는 환자가 호소하는 건강문제의 대부분(majority of personal health need)을 진단하고 치료할 수 있어야 한다.

2) 건강문제에 대한 포괄적인 접근

가정의는 한 인간으로서의 환자를 이해해야 한다. 즉 환자 개인뿐 아니라 환자의 가족과 지역사회를 포함하여 가족 중심성, 지역사회 지향성의 진료를 하는 것을 말한다. 가족과 지역사회를 대상으로 한다는 것은 환자의 생활조건, 가족 역동과 문화적 배경을 이해하는 것이다. 지역사회란 지역적 경계뿐만 아니라 가치, 경험, 언어, 종교, 문화나 인종적 유산을 공유하는 이웃을 총칭한다. 가정의학 진료는 건강문제의 진단과 치료에서 생물의학적(biomedical) 측면과 정신사회적(psychosocial) 측면의 시각을 동시에 동원하는 전인적 모델(biopsychosocial model)이 필요하다. 간경변증 환자에 대해 질병 모델 차원의 의사는 환자의 '간 상태'에 관심을 갖는데 반해, 전인적 의료 모델 차원의 의사는 질병이 생긴 간에 대해서 뿐 아니라 '환자의 죽음에 대한 두려움', '음주에 대한 생각', '가족의 반응', '환자의 문화적 배경에서 질병의 의미' 등 광범위한 범위에 걸쳐 관심을 가진다. 가정의는 질병(disease) 중심의 진료를 지양하고 환자(patient) 중심의 진료, 한발 더 나아가 가족(family) 중심의 진료를 해야 한다. 가족은 환자에게 가장 중요한 정신사회적 관계로서 구성원의 질병과 의료에 밀접하게 영향을 주고받기 때문이다. 가족의 문제를 파악하지 않고 환자 및 질병의 원인, 악화 요인을 이해하기는 어렵다. 가족 중심 진료는 환자 개인을 대상으로 하지 않고 환자의 가족을 대상으로 하며, 가족의 역동, 가족과 질병과의 연관성을 염두에 두고 진료한다. 가족이 개인에 미치는 영향과 개인이 가족에게 어떻게 영향을 미치는가를 중요시한다. 정상적인 가족 생활 주기의 변화, 건강 관련 사건에 가족이 대응하는 방식, 가족의 구조와 가족 관계에서 서로 영향을 주고받는 가족 역동, 질병 치료의 자원으로서 가족의 역할을 이해해야 한다. 가족 중심 진료는 생물·정신·사회의 다양한 차원을 통합하는 지식과 기술이 필요하다(그림 2-1).

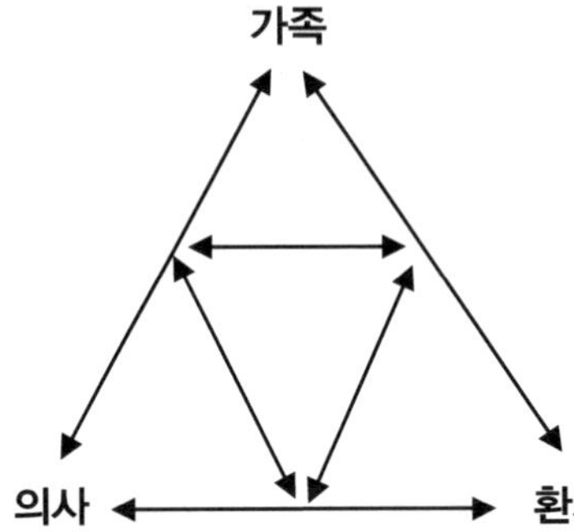

그림 2-1. 의료에서 의사, 환자, 가족의 삼각관계 모형

2. Continuous care

가정의학의 지속적 진료는 두 가지의 개념, 즉 질병이 있을 때의 지속적 진료와 질병이 없을 때의 지속적 진료를 말한다. '지속성'이란 소실된 의료의 인간적인 면을 찾고자 시도된 용어이다. 지속적 진료는 환자와 의사의 관계에서 언제든지 건강에 대한 책임을 진다는 시간적인 관계를 의미한다. 수태 전부터 사후까지 모든 단계에서 건강을 관리해주는 것을 말한다. 의료의 지속성은 건강 문제의 유무에 상관없이 개인이 특정 의료기관을 규칙적인 진료 장소로 삼고 있는가, 즉 단골 의료기관(또는 의사)을 가지고 있는가의 여부로 평가할 수 있다. 질병뿐만 아니라 건강유지나 건강증진을 위한 지속적인 동반자 관계가 일차 진료 의사와 환자 사이에 형성되어야 한다. 지속성이 보장됨으로써 예방 접종 등 건강증진 서비스를 더 많이 받게 되고, 응급실 등의 의료기관을 덜 방문하게 되며, 입원율도 줄어든다. 의료의 지속성은 의료비용 감소를 위한 가장 중요한 요소이다.

1) 질병이 있을 때의 지속적 진료

환자가 아플 때 질병의 자연사에 대해 가정의는 병이 다 나을 때까지 계속적인 책임을 진다는 개념이다. 환자의 질병이 심각하여 specialized care를 담당하는 진료 의사에게 의뢰하여 치료를 받고 있을 때에도, 가정의는 환자에게 지속적으로 관심을 갖고 접촉함으로써 질병이 다 나을 때까지 의사로서 인간적인 책임성을 유지해야 한다. 일차 진료 의사의 이러한 책임성 유지는 조정적 진료의 수행과도 밀접한 관련이 있다.

2) 질병이 없을 때의 지속적 진료

지역사회의 구성원들이 건강할 때에도 지속적으로 건강에 대한 책임을 갖는 것이다. 가정의는 질병이 없을 때의 의학적 관리, 즉 건강 증진에 관한 practice를 시행할 수 있어야 한다. 각종 질병의 조기진단, 건강위험요인의 평가, 환자 교육, 동기부여 상담 등이 건강 증진 의학에 필요한 내용들이다. 가정의는 각종 질병의 선별 검사, 영양, 비만, 운동, 음주, 흡연, 약물남용, 수면, 스트레스, 사고예방, 노화방지, 예방접종 등에 대해 표준화된 평가와 표준화된 상담을 시행할 수 있어야 하며, 환자의 행동 교정이 필요한 경우 이를 도울 수 있어야 한다.

3. Coordinated care

가정의학의 조정적 진료는, 세분화된 진료 체계에서 환자에 대한 진료를 조정하는 조정자로서의 역할이다. 환자는 자신의 건강 문제에 대해 진료 내용의 적절성을 판단할 능력이 부족하고, 진료의 기술적 내용을 알 수 없다. 가정의는 환자를 처음 접하면서 잘 인도해주어야 하는 중요한 역할을 갖는다. 조정성은 문지기 역할, 지속성, 포괄성이 달성될 수 있도록 하는 핵심적인 요소이다. 진료 과정에서 올바른 조정이 이루어지지 않으면 지속성이 손상되며 포괄성도 달성하기 어렵다. 부적절한 의뢰는 의료비를 증가시키며, 적절한 의뢰는 치료 효과와 환자의 치료 만족도를 증가시킨다. 가정의는 모든 건강관리 자원을 이용할 때 효율적 또는 비용-효과적 측면에서 책임을 가져야 하며, 환자의 입장에서 의료를 시행하고 적절한 검사의 선택, 자문, 의뢰를 결정해야 한다. 세분화된 진료 의사에게 환자를 의뢰하는 것은 환자 측면에서는 불안하게 생각할 수도 있고, 의뢰하는 의사 측면에서는 자신의 지식 부족이나 실수가 밝혀져 환자의 신뢰를 잃어버릴 가능성도 있다. 가정의는 환자의 입장을 대변하고 의료 요구를 조정하는 조정자로서의 역할을 수행하기 위해 자문과 의뢰를 적절하게 이용하는 기술을 익힘으로써 환자에게 보다 나은 진료를 제공해야 한다. 가정의는 여러 분야의 specialized care에 익숙하게 조정을 할 수 있어야 한다.

자문(consult)이란 담당의사가 자신의 책임 하에 환자 치료를 위해 다른 의료인에게 진료에 대한 지원이나 견해를 물어보는 과정을 말한다. 의뢰(refer)는 환자의 특별한 문제의 해결을 위해 문제가 해결될 때까지 다른 의료인에게 진료에 대한 책임을 넘겨주는 것을 말한다. 자문이나 의뢰를 한 의사를 '의뢰의'라고 하며, 자문이나 의뢰를 받은 의사를 '자문의'라고 한다. 이러한 의미에서 specialized care를 consultant care라고도 한다. 자문이나 의뢰과정에서 의뢰의사와 자문의사 간의 적합하면서도 효과적인 의사소통이 필수적이다.

1) 의뢰의

자문과 의뢰에서 환자에게 가장 도움이 될 만한 적당한 시기를 선택해야 한다. 환자에 대한 신뢰감 손상을 우려하여 의뢰를 너무 늦게 하거나 너무 일찍 의뢰하는 것은 좋지 않다. 환자들은 적절한 시기에 자문이나 의뢰를 하여 치료 방향에 최대한 도움을 주려는 의사의 마음을 이해하고 존경하는 반면 적절한 시기에 의뢰하지 않는 의사를 신뢰하지 않는다.

환자에게 도움을 줄 만한 적절한 자문의사를 선정해야 한다. 환자의 특성에 따라 가장 도움이 될 자문의사에게 의뢰한다. 환자의 성격과 잘 맞는 자문의사인가, 적절한 시기에 의뢰에 응해 줄 수 있는가, 의뢰의와 좋은 관계를 유지할 수 있는가 등도 고려한다. 실력은 뛰어나지만 환자를 냉대하는 의사는 인간관계가 원만하고 잘 협조하는 의사보다 효과적이지 못할 때가 많다.

환자에게 의뢰에 대해 충분하게 설명해주어야 한다. 환자들은 경제적인 이유, 새로운 의사에 대한 막연한 거부감, 심각한 질환이 진단될 가능성에 대한 두려움으로 자문이나 의뢰를 거부하기도 한다. 충분한 설명으로 환자는 의뢰의가 '자신을 보내버린다'는 느낌을 갖지 않도록 하고 환자의 순응도를 높일 수 있다. 단순히 "다른 의사를 소개시켜주겠다."고 하는 것보다는 "당신이 가진 이러한 증상을 전문적으로 치료하는 전문가를 소개해드리겠습니다. 그분은 당신과 비슷한 증상을 가진 환자를 많이 치료했습니다." 또는 "그분은 특별한 전문가입니다." 라고 설명하는 것이 좋다.

자문의와 사전 접촉을 통해 정보를 교환하는 것이 도움이 된다. 특히 환자나 가족 앞에서 전화로 직접 자문의와 진료 계획을 세우면 의뢰의와 자문의에 대한 신뢰가 높아진다. 의뢰의와 자문의가 함께 환자 문제에 대해 상호협조하고 토의하는 모습을 보면서 환자는 치료에 협조적이고 적극성을 보이게 된다. 자문이나 의뢰 후 자문의와 지속적인 관계를 갖는 것이 필요하다. 환자가 실제로 자문의를 방문했는지, 의뢰의 결과가 어떠했는지에 대해 알 수 있다.

자문 진료 후 다시 방문한 환자에게 새롭게 나타난 결과에 대해 설명해주어야 한다. 자문의가 처방한 치료 계획에 환자가 잘 순응하도록 상담해야 한다. 자문 결과가 환자의 진료에 도움을 주지 못하는 경우 다시 자문을 구하는 것이 바람직하다.

2) 자문의

자문이나 의뢰의 이유를 분명히 파악해야 한다. 자문이나 의뢰의 목적이 문제의 진단을 위해 도움을 구하는 것인지, 진료과정 중 특별한 전문영역의 자문을 구하는 것인지, 특별한 시술에 도움을 구하는지, 긴급을 요하는 것인지를 파악해야 한다.

가능한 신속하게 자문에 응하고 자문 결과서는 가능한 간단히 기록한다. 문제

지향식 의무기록 양식에 따라 환자 정보의 요약, 고려해야 할 진단명, 처방 또는 처방을 위한 조언을 일목요연하게 기록한다. 의뢰의가 쉽게 이해할 수 있도록 처방 약의 이름, 필요한 검사, 추적검사 계획을 명확히 기록한다. 경우에 따라 환자의 문제와 관련된 적절한 참고문헌을 제시할 수도 있다. 자문결과지에만 의존하지 말고 의뢰의와 직접 통화하여 질문을 받을 수 있는 기회를 만든다. 의뢰의와 직접적인 대화는 응급하거나 복잡한 문제를 가진 환자에게 특히 유용하다.

자문한 환자에 대해 지속적인 관계를 갖는다. 필요한 최소한의 재진을 하며 의뢰의에게 도움이 되었는지 확인한다. 필요한 경우 계속하여 자문을 해줄 수 있도록 의뢰의와 관계를 유지한다. 환자를 또 다른 자문의에게 자문을 구할 경우 반드시 의뢰의에게 알리고 동의를 구한다. 자문의가 의뢰받은 환자를 의뢰의와 상의하지 않고 또 다른 자문의에게 의뢰하는 것을 '교차 의뢰'라고 하며, 이 경우 최초 자문을 구한 의뢰의와 관계를 깨뜨리기 쉽고 진료의 지속성 유지에 바람직하지 않다.

4. Gatekeeper

Specialized care는 동일한 건강 문제에 대해 일차 진료보다 대개 비용이 많이 드는 특성이 있기 때문에 가능한 일차 진료를 통해 의료비용을 줄일 수 있어야 한다. 일차 진료 의사의 성공적인 문지기 역할을 통해 불필요한 의료서비스 이용을 줄임으로써 진료비를 절감하는 효과를 거둘 수 있다. 지역사회에서 발생하는 건강문제의 90~95%를 해결할 수 있어야 좋은 문지기가 될 수 있다. 일차 진료 의사의 진료 능력 수준이 높을수록 의료 체계의 효율성과 형평성이라는 목표에 잘 도달할 수 있다.

이러한 목표에 도달하기 위해서는 지역 사회에서 흔한 질환들을 중심으로 일차 진료 의사를 교육하고 조정적 진료를 잘할 수 있도록 훈련하는 것이 중요하다. 일차 진료 의사에 대한 교육이 대학병원의 세분화된 진료에 입원한 환자들을 통해서만 이루어진다면 지역 사회 일차 진료에서 흔한 문제들에 대해 부적절한 교육이 될 수 있다. 일차 진료 의사를 양성하는 의과대학에서는 지역 사회의 의료 요구에 적합한 교육 과정을 편성해야 한다. 미국은 국가 차원에서 1975년부터 모든 전문 과목의 외래에 접촉하는 건강 문제들을 매년 정리해오고 있다. 외래를 방문하는 가장 흔한 상위 20개의 이유와 주된 진단명이 전체 환자의 절반 정도를 차지한다(표 2-1, 표 2-2). 가정의학은 일차 진료에 대한 전문적 진료 능력을 향상시키기 위한 제도이다.

5. Accessibility

환자가 건강 문제를 가진 경우 쉽게 진료 의사를 찾을 수 있도록 보장되어야 한다. Specialized care는 진료에서 각종 검사가 중요한 비중을 차지하는 반면, 일차 진료는 병력 청취와 진찰이 진료 내용의 90%이상을 차지한다. Specialized care는 각종 특수 검사나 시설이 필요하기 때문에 접근성을 갖추기 어렵다. 일차 진료 의사는 환자들에게 보다 가깝게 위치함으로써 질병에 대한 자연적, 사회경제적 영향을 더 잘 이해할 수 있는 입장에 있다. 가정 의학 진료는 접근성의 장애요인, 즉 지역적, 행정적, 재정적, 문화적, 언어적 장벽을 해소해 주어야 한다. 모든 사람에게 동등한 수준의 기본 의료를 제공하고자 하는 것이 일차 진료의 주요 목적 중의 하나이다.

표 2-1. The 20 most common principal reasons for office visits

	Principal reason for visit	Percent	Cumulative percent
1	General medical examination	7.6	7.6
2	Progress visit, not otherwise specified	3.6	11.2
3	Cough	3.3	14.5
4	Routine prenatal examination	2.9	17.4
5	Postoperative visit	2.4	19.8
6	Symptoms referable to throat	2.2	22.0
7	Well baby examination	2.0	24.0
8	Vision dysfunction	1.7	25.7
9	Earache or ear infection	1.7	27.4
10	Back symptoms	1.6	29.0
11	Knee symptoms	1.6	30.6
12	Fever	1.6	32.2
13	Skin rash	1.6	33.8
14	Stomach pain, cramps, and spasms	1.5	35.3
15	Hypertension	1.4	36.7
16	Nasal congestion	1.3	38.0
17	Depression	1.3	39.3
18	Headache, pain in head	1.2	40.5
19	Medication, other and unspecified kinds	1.2	41.7
20	Head cold, upper respiratory infection (coryza)	1.1	42.8
	All other reasons	57.2	57.2

표 2-2. Rank order of office visits by diagnosis

	Diagnosis	Percent	Cumulative percent
1	Acute upper respiratory infection, excluding pharyngitis	4.1	4.1
2	Essential hypertension	3.8	7.9
3	Routine infant or child health check	3.5	11.4
4	Normal pregnancy	2.9	14.3
5	Arthropathies and related disorders	2.6	16.9
6	General medical examinations	2.6	19.5
7	Otitis media and Eustachian tube disorders	2.5	22.0
8	Diabetes mellitus	2.3	24.3
9	Malignant neoplasms	2.1	26.4
10	Rheumatism, excluding back	2.1	28.5
11	Dorsopathies	2.0	30.5
12	Chronic sinusitis	1.7	32.2
13	Ischemic heart disease	1.4	33.6
14	Follow-up examination	1.3	34.9
15	Asthma	1.2	36.1
16	Chronic and unspecified bronchitis	1.2	37.3
17	Heart disease, excluding ischemic	1.2	38.5
18	Cataract	1.2	39.7
19	Potential health hazards related to personal family history	1.1	40.8
20	Allergic rhinitis	1.0	41.8
	All other	58.3	58.3

참고 문헌

대한가정의학회. 최신가정의학. 한국의학, 서울, 2007.

대한가정의학회. 가정의학 총론편 제2판. 계축문화사, 서울, 2003.

Institute of Medicine. Primary care. American's health in a new era. National Academy, 1996.

Starfield B. Primary care, concept, evaluation, and policy. Oxford University Press, New York, 1992.

Taylor RB. Family medicine: principles and practice 6th edition. New York, Springer -Verlag, 2003.

Rakel RE. Textbook of family practice 6th edition. Philadelphia, Saunders, 2002.

제 Ⅱ 부 가족중심진료

– 개 요

건강 문제에 대해 포괄적으로 접근하기 위해서는 환자의 생물의학적 측면을 보는 눈과 정신사회적 측면을 보는 눈을 가지고 두 눈으로 진료해야 한다. 가족 중심 진료는 가정 의학이 추구하는, 건강 문제에 대한 포괄적 접근 방식의 핵심이며 가정 의학의 중요한 정체성 중의 하나이다. 가정의는 환자의 정신사회적 측면을 효과적으로 평가하고 접근하기 위해 가족 중심 진료의 네 가지 눈을 가지고 '이 가족은 이렇겠구나.'하고 환자의 가족을 들여다보아야 한다. 가계도를 이용하여 가족의 구조적 측면을 들여다보고 중재하는 눈, 가족 생활 주기를 이용하여 가족의 발달적 측면을 들여다보고 중재하는 눈, 가족의 생활 사건과 해결 자원을 평가하여 가족이 힘든 일을 해결하는 방식(자원)을 들여다보고 중재하는 눈, 가족의 적응력과 결속력을 평가하여 가족의 체계를 들여다보고 중재하는 눈이다.

제 3 장
가족 기능 평가 【김종성】

1. 포괄적 진료와 가족 중심 진료

'환자의 질병을 보지 말고 질병을 가진 환자를 보라'는 말은 포괄적 진료의 중요성을 강조하는 말이다. 가정의의 포괄적 진료는 두 가지 개념을 내포한다. 첫째는 건강 문제의 종류를 구별하지 않고 환자가 호소하는 모든 건강 문제의 95% 정도를 해결해야 한다는 진료의 범위에 관한 개념을 포함한다. 둘째는 개별 건강 문제에 대해 포괄적인 접근을 해야 한다는 건강 문제에 대한 접근 방식의 개념을 포함한다.

건강 문제에 대해 포괄적으로 접근하기 위해서는 환자의 생물의학적(biomedical) 측면을 보는 눈과 정신사회적(psychosocial) 측면을 보는 눈을 가지고 두 눈으로 진료해야 한다. 인간은 생물학적인 존재인 동시에 문화적, 사회적, 정치적, 종교적 존재이기 때문이다.

소화 불량을 호소하는 환자에게 바람직한 포괄적인 접근은 어떤 것일까? 한쪽 눈으로 먼저 평가한 후 이상이 없으면 다른 눈으로 평가하는 단계별 접근과, 두 눈을 동시에 가동하는 접근을 생각해볼 수 있다. 단계별로 접근하는 방법을 가상해보자. 먼저 생물의학적인 눈으로 평가를 실시할 수 있다. 위내시경 검사, 혈액 검사, 복부 초음파 검사 등을 실시하여 이상이 없다면 다음 단계로 정신사회적인 눈으로 스트레스, 불안, 우울 등을 평가해볼 수 있다. 또는 반대로 정신사회적인 눈으로 먼저 평가를 한 후에 이상이 없으면 생물의학적인 눈으로 평가를 해볼 수도 있다. 그러나 이처럼 단계별로 접근하는 방식은 오류의 가능성이 항상 숨어 있다고 보아야 한다. 첫 단계에서 어떤 원인이 파악되면 다음 단계로 진행하지 않을 수 있기 때문이다. 예를 들어 먼저 실시한 생물의학적 검사에서 '십이지장 궤양'이라는 것이 밝혀질 경우에 진료 의사는 '이것이 원인이구나!'하고 다음 단계의 정신사회적 눈으로 보는 것을 소홀히 할 수도 있다는 이야기이다. 실제로 환자에게는 정신사회적인 원인이 있어서 십이지장 궤양이 발생했음에도 불구하고 이를 간과할 가능성이 많다. 반대의 경우도 마찬가지이다. 그렇기 때문에 바람직한 포괄적 접근은 생물의학적인 눈과 정신사회적 눈을 단계별로 가동하는 것이 아니고, 항상 두 눈을 동시에 뜨고 진료를 하는 것이다. 상처가 난 소아를 생물의학적으로 잘 봉합해주면서 동시에 '이 아이가 가정 폭력의 환경에 놓여있는 아이는 아닌지, 이 아이가 학교에서 왕따 취급을 받는 것은 아닌지?'를 의심해보는 정신사회적인 눈을 동시에 가동해야 한다. 늘 두 눈으로 환자를 진료하는 것이 가정의의 포괄적 진료 접근의 핵심이다.

환자의 'psycho-social' 측면이란 환자의 내면 세계와 외면 세계를 말한다. 환자의 내면은 환자의 마음이다. 환자의 '내면 알기'는 환자가 평온한지, 불안한지, 두려운지, 우울한지, 걱정이 되는지를 들여다보는 것이다. 환자의 외면은 환자의 사회적, 관계적 특성이다. 분석심리학의 창시자인 융은 사람이 태어나 살아가면서 타인과 형성하는 사회적, 관계적 특성을 '외적 인격(페르조나, persona)'이라고 하였다. 페르조나는 그 사람의 탈 또는 제복이다. 한사람이 살아가면서 가지고 있는 페르조나는 여러 개이다. 모든 사람은 아들로서, 남편으로서, 아버지로서, 친구로서, 특정 직업인으로서, 그 밖의 여러 가지 페르조나들을 하루에도 수 십 번 변경하면서 살아간다. 흔히 사용하는 '인격적 진료(personalized care)'라는 용어는 환자를 '사회적, 관계적 특성의 인격체'로 취급하면서 진료하는 것을 말한다.

가정의는 환자의 정신사회적 측면을 효과적으로 평가하고 접근하기 위해 가족중심 진료의 눈을 훈련해야 한다. 가족은 환자에게 가장 중요한 정신사회적 관계로서 구성원의 질병과 의료에 밀접하게 영향을 주고받기 때문이다. 그림 3-1처럼 의사는 늘 눈앞에 보이는 고혈압, 협심증, 당뇨병, 관절염, 암 등 C 라인의 많은 질병들을 진료하며, 훌륭한 진료의 눈을 가진 의사는 이러한 질병들의 이면에서 원인이 되는 B 라인의 비만, 우울증까지 진료한다. 보다 포괄적인 가족 중심 진료의 눈을 가진 가정의는 비만이나 우울증의 뒤에 숨어있는 A 라인의 부부 갈등이라는 가족 문제를 보아야 한다. 가족 중심 진료는 가정의학이 추구하는, 건강문제에 대한 포괄적 접근의 핵심이며 가정의학의 중요한 정체성(identity) 중의 하나이다. 질병 중심(disease-oriented)의 진료에서 환자 중심(patient-oriented)의 진료로 발전하고 한 발 더 나아가 가족 중심(family-oriented)의 진료로 발전하는 것이 올바른 진료의 방향이다. 가정의는 환자의 질병이 아닌 '질병을 가진 환자'를 보기 위해 환자의 가족을 보아야 한다. 모든 가정의는 가족 중심 진료의 눈을 이론이 아닌, 환자를 진료하는 현장을 중심으로 체득해야 한다.

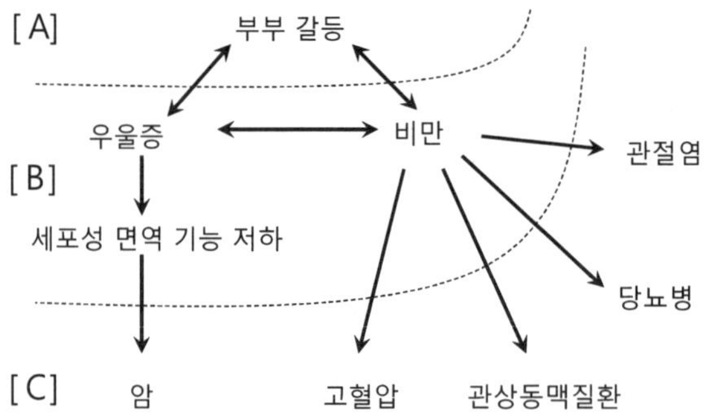

그림 3-1. 부부문제, 우울증, 건강문제의 관련

2. 가족을 보는 네 가지 눈

가정의는 '이 가족은 이렇겠구나!'하고 환자의 가족을 들여다보는 가족 중심 진료의 네 가지 눈을 훈련해야 한다. 가계도를 이용하여 가족의 구조적 측면을 들여다보고 중재하는 눈(genetic-structural theory), 가족 생활 주기를 이용하여 가족의 발달적 측면을 들여다보고 중재하는 눈(developmental theory), 가족의 생활 사건과 해결 자원을 평가하여 가족이 힘든 일을 해결하는 방식(자원)을 들여다보고 중재하는 눈(stress-social support theory), 가족의 적응력과 결속력을 평가하여 가족의 체계를 들여다보고 중재하는 눈(systems theory)이다. 개별 환자에 대한 진료 과정에서는 네 가지 눈 중에 어느 측면을 동원하든지 상관없다. 환자나 가족이 현재 가지고 있는 증상을 설명하는 가장 적합한 가설을 세우는 것이 중요하다. 이러한 네 가지 눈에는 가족 중심 진료의 다섯 번째 단계의 수준('제5장 우리 실정에 맞는 가족중심진료. 2. 가족중심진료의 훈련수준' 참고)에서 중요시하는 다양한 가족 치료의 기법과 개념들이 모두 스며들어 있다.

1) 가족의 구조

많은 가정의들이 진료 현장에서 가계도(genogram)를 빈번하게 그리고 있지만 가계도를 통해 가족의 역동을 해석하고 추론하여 중재하는 것에는 익숙하지 않은 경향이 있다. 가계도에 구성원들의 학력, 직업, 종교, 질병력이 포함되면 가족의 역동을 추론하는 데 도움이 된다. 최소한 구성원들의 인구사회학적 특징과 가족의 규모를 통해 가족의 역동을 추론해보는 훈련이 필요하다.

가족의 구조적인 측면을 해석함에 있어서 특히 중요한 점은, 구성원들의 성별, 나이, 학력, 직업, 종교와 같은 인구사회학적 특성에서 일관성이 결여된 부분이 있는지를 찾는 것이다. 이러한 부분을 찾아 가족과 환자의 정신사회적 역동에 대한 가설을 세울 수 있어야 한다. 가족의 성별, 나이, 종교를 알 수 있는 그림 3-2의 가계도 예에서 일관성이 결여된 세 부분을 살펴볼 수 있다. 종교의 경우 환자의 친가 구성원들은 모두 개신교인 반면 처가의 구성원들은 모두 천주교이면서 환자는 현재 천주교의 종교를 가지고 있다. 이러한 사실로부터 환자가 자신의 종교를 포기할 정도로 부인을 매우 사랑했거나, 부부간의 힘의 균형에서 부인이 주도권을 쥐고 있을 수도 있다는 가족 역동을 쉽게 추측할 수 있다. 또한 가계도의 예에서는 친가 형제들의 성별 분포나 나이 간격에도 일관성이 결여되어 있다. 성장시절의 환자가 가족 내에서 나이어린 외아들로 성장하면서 겪었을 수 있는 다양한 가족 역동도 쉽게 추측할 수 있다. 가계도에서 추출된 이러한 가족 역동의 가설을 환자 면담을 통해 확인함으로써 자연스럽게 가족 중심의 중재로 이어갈 수 있다.

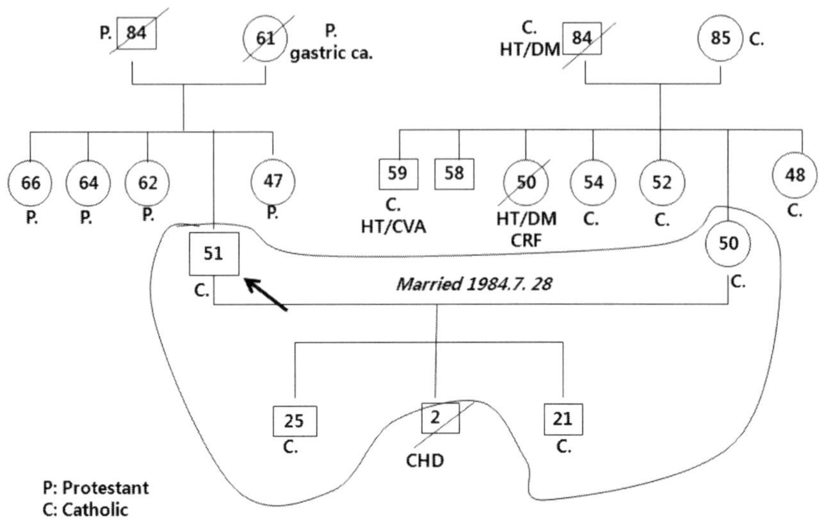

그림 3-2. An example of genogram

같이 살고 있는 가족의 크기에 따라서도 가족과 환자의 정신사회적 측면을 쉽게 추측할 수 있다. 대가족과 핵가족의 가족 역동은 확연히 다르므로 가족의 규모에 따른 특성을 고려하여 환자 주변의 가족 역동을 추론할 수 있어야 한다. 예를 들어 시부모를 모시고 사는 대가족의 주부와 작은 규모의 핵가족 속에서 살고 있는 주부에 대해서는 서로 다른 형태의 가족 역동을 추론해야 한다. 대가족의 주부에게는 가족들로부터 지워지는 부담 등을, 핵가족의 주부에게는 주변의 자원이 빈약할 가능성 등을 쉽게 추론하고 이에 대한 중재 방향을 설정할 수 있다.

2) 가족의 생활 주기

질병은 가족의 생활 주기별 발달 과제(표 3-1)와 뒤섞여 가족에게 영향을 미친다. 가족의 발달 과제에 대한 수행 정도를 평가하여 가설을 세우는 것을 훈련해야 한다. 어느 단계의 불완전한 과제 수행은 다음 단계의 문제로 이어진다. 예를 들어 생활의 사소한 부분까지 모두 시어머니에게 상의를 하는 남편으로 인해 부부 체계에 갈등이 발생한 신혼부부는, 남편이 미혼 성인기에서 '부모로부터 자신의 분화'라는 발달 과제가 해결이 되지 않은 상태로 다음 단계로 넘어온 것이 원인일 수 있다. 이러한 부부에게는 가족 구성원의 독립을 강조하는 중재가 필요하다. 생활 주기의 이행기에는 더 많은 변화와 적응력이 필요하다. 환자 가족의 생활 주기별로 필요한 발달 과제의 수행 정도를 평가하고 이에 따른 교육적 중재를 하는 것이 두 번째 눈이다.

표 3-1. 가족의 생활 주기별 발달 과제

가족 생활 주기	핵심 주제	발달 과제
1. 미혼 성인기 가족	부모-자녀의 분리	a. 가족으로부터 자기 자신의 분화 b. 친밀한 동료 관계 형성 c. 일(업무)에서 자기 자신의 확립
2. 신혼기 가족	새로운 체계의 수용	a. 부부 체계의 형성 b. 친척, 친구 관계의 재설정
3. 아동기 가족	체계 속으로 새 구성원을 받아들임	a. 부부 체계의 적응(자녀를 위한 공간 만들기) b. 부모 역할의 수행 c. 조부모 역할, 친척들과의 관계 재설정
4. 사춘기 가족	가족 경계의 유연성 증가 (자녀의 독립성)	a. 사춘기 자녀의 체계 안팎으로의 출입을 허용 b. 중년기 부부 문제 및 경력에 대한 재조명 c. 노인 세대에 대한 관심
5. 자녀가 떠나는 시기	가족 체계의 다양한 출입	a. 둘만의 부부 관계 재타협 b. 성장한 자녀와 부모의 성인 대 성인의 관계 형성 c. 손자, 손녀, 친척 관계의 재설정 d. 부모(조부모)의 사망과 능력 상실에 대한 대처
6. 노년기 가족	세대 간의 역할 이동	a. 생리적 감퇴에 대한 대처: 가정적, 사회적 새로운 역할의 모색 b. 중간 세대의 중심적 역할을 지지 c. 노인의 경험과 지혜를 활용하는 체계: 노인 세대에 대한 지지 d. 배우자, 형제, 동료, 자신의 죽음에 대한 준비(삶의 통합 및 검토)

3) 가족이 힘든 일을 해결하는 방식(자원)

생활 사건이 발생했을 때 이것을 얼마나 심각하게 받아들이는가 하는 것은 환자나 가족의 일상적 신념 체계, 경험 등 다양한 요인에 의해 좌우된다. 일상적 방법 이외의 자원으로 대처해야 하는 생활 사건을 스트레스 사건(stressful life event)이라고 한다. 심각한 사건에 부딪혔을 때 가족은 일시적으로 문제를 풀지도, 회피하지도 못하는 불균형(disequilibrium) 상태에 빠진다. 불균형 상태는 양육, 역할 보완이 되지 않는 기능 손상의 상태이다. 불균형 상태에서 힘든 일을 해결하는 가족의 방식을 들여다보고 가족의 장점과 자원을 탐색하는 눈이 가족을 보는 세 번째 눈이다. 세 번째 눈으로 힘든 일에 대해 가족이 가진 해결 자원을 평가하여, 가족이 가족 기능 환(family function cycle) 상의 어느 위치에 있는지에 대한 가설을 세울 수 있어야 한다(그림 3-3). 가족의 자원(resources)은 가족의 양육 과정을 도울 수 있는 가족 내적 및 외적 자원(사회, 문화, 종교, 경제, 교육, 환경, 의료지원 체계)을 말한다. 가족 자원의 영문 이니셜을 합성하여 “FAMILIES”로 표현하기도 한다.

"FAMILIES"

① 경제적 지원(Financial support)

현대 사회에서 가족의 경제적 지원은 환자에게 가장 중요한 자원이 되며 질병의 예방, 진단, 치료에 다 적용된다. 가족 생활 주기 중 초기에는 부모로부터 자녀에게로, 나중에는 자녀에게서 부모에게로 제공되는데 다른 가족 자원에 비해 이행시기가 늦은 편이다.

② 대변자, 옹호자(Advocacy)

의료 및 사회적 서비스 체제와 관련하여 환자의 입장을 적절히 대변해 주는 것과 환자가 특별한 건강 문제에 대해 올바른 결정을 내릴 수 있도록 도움을 주는 것이다.

③ 의학적 처치(Medical management)

가족은 가족 구성원에게 질병이 생겼을 때 치료를 해주는 역할을 담당한다. 특히 노인의 경우 의료의 대부분을 가족이 제공하는 경우가 많고, 가족의 직접적인 참여가 당뇨병 등 만성 질환의 경과에 좋은 영향을 준다.

④ 사랑 및 정서적 지원(Love and Emotional support)

사랑과 정서적 지원은 가족 자원의 기초가 되며 질병의 회복에 직접적인 영향을 준다. 이 자원은 주의깊게 활용되어야 하며, 너무 지나치면 환자의 회복에 오히려 방해가 되기도 한다. 가족의 사랑은 항상 있어야 하지만 그 표현이 덜 직접적인 것이 회복에 좋은 결과를 가져 올 수 있다.

⑤ 정보와 교육(Information and Education)

건강에 대한 정보는 다른 모든 가족 자원이 흘러나오는 원천이 된다.

⑥ 구조적 지원(Structural support)

가족은 아픈 가족 구성원에게 구조적인 지원을 하는데 기본적인 의식주를 제공하는 것 이외에, 뇌졸중 환자나 심근경색증 환자를 위해 침대를 일층으로 옮기고 병실을 만들어 주거나, 간염에 걸린 환자를 위해 별도의 그릇을 제공하는 것 등이다.

건강한 가족은 불균형 상태에서 내부 자원을 이용하여 적절히 극복(적응)하고 다시 기능적 평형을 유지하는 성장 사이클을 이용한다. 적응(adaptation)은 가족이 자원을 사용하여 문제를 해결하고 평형으로 복귀하는 과정이며, 기능적 평형(functional equilibrium) 상태는 신체적 정서적 양육을 통해 구성원의 성장을 촉진하는 항상성 상태이다. 가족 내에서 성장 사이클이 반복될수록 건강한 해결 자원과 해결 능력이 발달하고 가족이 더욱더 성장하는 건강한 가족이 된다.

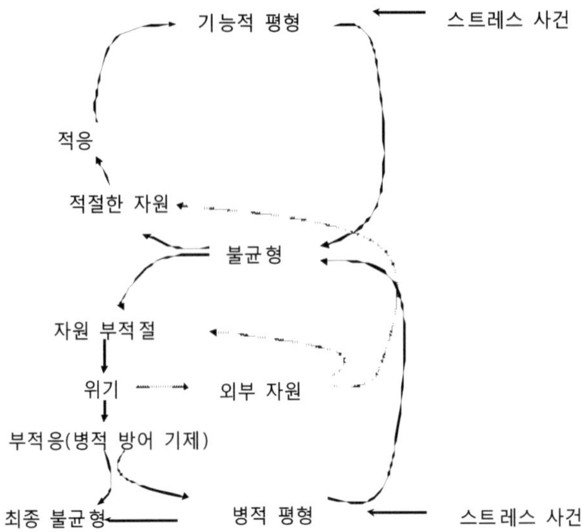

그림 3-3. 가족 기능 환

기능적 평형: 신체적 정서적 양육을 통해 구성원의 성장을 촉진하는 항상성 상태
스트레스 사건: 일상적 방법 이외의 자원으로 대처해야 하는 생활사건
불균형: 일상적 자원으로 문제를 풀지도 못하고 문제에서 벗어나지도 못하는 상태. 양육, 역할 보완이 되지 않는 기능 손상의 상태
자원: 가족의 양육 과정을 도울 수 있는 가족 내적 및 외적 자원(사회, 문화, 종교, 경제, 교육, 환경, 의료지원 체계)
적응: 자원을 사용하여 문제를 해결하고 평형으로 복귀하는 과정
위기: 문제에 대처할 수 있는 적절한 자원을 찾지 못한 불균형 상태
부적응: 위기의 불안에서 탈출하기 위해 병적인 방어 기제를 사용하여 평형에 도달하는 과정
병적 평형: 병적인 방어 기제를 사용한 결과로 상호 작용이나 양육 기능이 손상된 상태. 고립된 구성원 또는 독립 기능이 마비된 밀착 상태의 구성원이 있을 수 있다.

그러나 건강하지 못한 가족은 불균형 상태에서 가족이 이용할 수 있는 적절한 자원(도움)이 없기 때문에 가족이 위기(crisis)에 빠지는 악순환의 사이클로 진입한다. 위기는 문제에 대처할 수 있는 적절한 자원을 찾지 못한 불균형 상태이다. 위기 상태에서 외부 자원(성직자, 친척, 의사 등)의 도움으로 잘 대처할 수도 있다. 외부의 자원마저 없다면 가족은 위기의 불안에서 탈출하기 위해 병적인 방어 기제를 사용한다(부적응). 부적응(maladaptation) 과정에서 가족이 가장 흔히 사용하는 병적 방어 기제(pathologic defense mechanisms)는 투사이며, 의료진이 가장 흔히 관찰할 수 있는 병적 방어 기제는 신체화이다. 부정이나 합리화 같은 다양한 병적 방어 기제들이 부적응 과정에 사용된다. 병적 평형 상태에 있는 가족은 우울증, 희생양, 비난, 다툼의 증상을 보인다. 병적인 평형(pathologic equilibrium) 상태는 병적인 방어 기제를 사용한 결과로 상호 작용이나 양육 기능이 손상된 상태이며, 고립된 구성원 또는 독립 기능이 마비된 밀착 상태의 구성원이 있을 수 있다. 악순환 사이클이 반복될수록 가족은 병적인 방어 기제들이 발달하고 점점 병적인 상태로 고착된다.

힘든 일을 해결하는 방식의 반복성을 평가하여 성장 사이클을 이용하는 가족인지 악순환 사이클을 이용하는 가족인지를 평가한다. 이 모형은 신체화 증상이 의심되는 환자에게 적용하기에 아주 좋은 접근 방법이다. 그러므로 모든 신체화 증상이 의심되는 환자에게는 가장 먼저 이 모형을 적용해보는 것이 좋다. 힘든 생활 사건을 탐색하고 해결 방식을 평가하면서 해결 자원이 부족한 가족에게 지지해주는 중재를 한다면 III 수준의 가족 중심 진료 형태가 될 수 있고, 가족이 이용할 수 있는 자원과 가족의 장점을 찾아주는 중재를 한다면 IV 수준의 가족 중심 진료가 될 수 있다('제5장 우리 실정에 맞는 가족중심진료. 2. 가족중심진료의 훈련수준' 참고).

가족의 장점을 찾는 것은 어렵지 않다. 가족의 장점을 잘 찾으려면 환자나 가족이 힘들었던 부분을 들여다보아야 한다. 장점 중에 특히 큰 보석은 대부분 삶의 고통 속에 숨어있기 때문이다. 남편과 사별한 후에 어렵게 자녀들을 키우느라고 고생한 부인에게 '그렇게 힘든 상황에서 자녀분들을 저렇게 훌륭하게 키우셨다는 것은 참으로 대단한 일입니다.'처럼 힘들고 고통스러운 부분을 장점으로 변화시켜주는 것은 아주 훌륭한 가족 중심 진료의 중재법이다. 환자의 주변을 들여다보고 가용한 자원의 확장을 모색하는 것도 이 모형의 중요한 중재법이다.

신체화 증상이 의심되는 환자에게 생활 사건을 묻고 지지하는 BATHE 면담 기법은('제8장 의학면담. 3. BATHE 면담' 참고), 생활 사건에 대한 가족의 대처 자원이나 대처 방식을 평가함으로써 이 모형의 훌륭한 가족 중심 중재 기법이 될 수 있다. 그러나 한국 문화에서는, '마음 쓰시는 일이 있습니까?'하고 묻는 BATHE 면담의 첫 질문에 '사는 게 다 그렇지요 뭐, 큰일은 없어요.'라고 대답하는 환자도 많다.

이러한 경우 '특별히 신경을 쓰는 일은 없음.'이라고 추정하고 종결하지 말고 구체적으로 추가 질문을 하는 것이 필요하다. 즉 '경제적인 문제입니까?', '아이들 문제인가요?', '남편인가요?', '시어머님이신가요?'처럼 환자가 이야기를 하기에 부담이 적은 영역부터 구체적으로 질문해나가면 결국에는 문제를 이야기하는 경우가 많다.

4) 가족의 적응력과 결속력 체계

가족 상호 관계 모형(family circumplex model)은 가족의 적응력(adaptability)과 결속력(cohesiveness)을 가족 기능의 중요한 요소로 여긴다. '아이들은 착한가요?', '애기 아빠랑은 잘 맞나요?'와 같은 질문들을 통해 가족의 적응력과 결속력을 들여다보고 가족에 대한 가설을 세울 수 있어야 한다. 이 모형에서는 가족의 유형을, 적응력과 결속력이 모두 양 극단에 치우친 극단(extreme) 형, 한 가지는 극단이나 한 가지는 중간에 위치한 중간(mid-range) 형, 두 가지 모두 중간에 위치한 조화(balanced) 형으로 분류한다(그림 3-4).

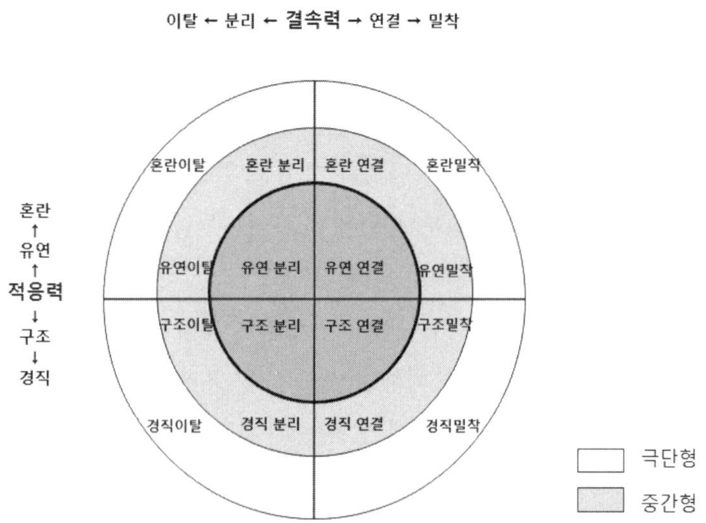

그림 3-4. 가족의 적응력과 결속력 체계

성공적인 대응을 위해서는 가족의 유연함이 필요하다. 예를 들어 부모가 질병으로 입원했을 때 누가 집에 있을 것인지, 직장에 나갈 것인지, 아이를 돌볼 것인지, 부모가 회복될 때까지 사춘기 자녀가 부모 역할을 할 수 있는지, 질병에 있는 부모는 이러한 역할 변동을 받아들일 수 있는지 등 가장 큰 주제는 가족이 변화에 대처하는 유연성이 있는가 하는 것이다. 경직성은 가족의 대처 능력을 제한한다. 적응력은 가족이 스트레스에 반응하여 가족의 역학 구조, 구성원들의 역할, 가족의 규칙을 변화할 수 있는 능력이다. 자기주장, 지도력, 양육 원칙, 협상, 역할, 규칙, 체계 피드백의 일곱 가지 요소의 양상을 평가하여 혼란(chaotic), 유연(flexible), 구조화(structured), 경직(rigid) 상태로 분류한다(표 3-2). 일곱 가지 요소 중 체계 피드백의 개념은 다음의 예처럼 쉽게 파악할 수 있다. 나이가 어린 자녀가 자전거를 사달라고 하여 자전거를 사 주었는데 학교 운동장에서 타고 놀다가 자전거를 잃어버린 사건이 생겼다고 가정하자. 혼란한 가정은 아무런 조건이 없이 즉시 자전거를 다시 사 주는 반면 경직된 가정은 향후 자전거의 '자'자도 꺼내지 못하게 하는 가정이다. 자전거를 다시 사주더라도 잠금 장치를 적절히 보완하고 잃어버리지 않도록 책임을 부여해주면서 자전거를 다시 사준다면 유연하거나 구조화된 가정이라고 할 수 있다.

표 3-2. 가족의 적응력 분류

	혼란	유연	구조화	경직
자기주장	수동적인 동시에 공격적	보통의 자기주장	보통의 자기주장	수동적(또는 공격적)으로 고정
조절	지도자 없음	평등. 유동적 변화	민주적. 안정된 지도자	독재적 지도자
훈육	방임. 매우 관대	민주적. 결과 예측불가	민주적. 결과 예측가능	독재적. 엄격
타협	끝없는 타협. 문제해결 빈약	타협 양호. 문제해결 양호	구조화된 타협. 문제해결 양호	제한된 타협. 문제해결 빈약
역할	극적 이동	역할공유. 유동적 변화	일부 역할공유	경직. 고정된 역할
규칙	극적 변화. 주로 은유적 규칙. 명확한 규칙 거의 없음. 임의적 규칙적용	일부 변화. 은유적 규칙 〉 명확한 규칙. 때때로 규칙적용	변화 거의 없음. 은유적 규칙 〈 명확한 규칙. 대부분 규칙적용	경직. 주로 명확한 규칙. 은유적 규칙 거의 없음. 규칙 엄격적용
체계 피드백	주로 긍정적 고리. 부정적 고리 거의 없음	긍정적 고리 〉 부정적 고리	긍정적 고리 〈 부정적 고리	주로 부정적 고리. 긍정적 고리 거의 없음

결속력은 구성원의 정서적 결합과 자율성이다. 구성원의 독립성, 가족의 경계, 구성원들의 연합, 시간의 공유, 공간의 공유, 친구 관계, 의사결정, 관심과 여가 보내기의 여덟 가지 요소의 양상을 평가하여 이탈(disengaged), 분리(separated), 연결(connected), 밀착(enmeshed) 상태로 분류한다(표 3-3). 진료 상황에서 가족이 붙어 다니는 가족인지 독립적으로 행동을 하는지를 평가하는 것은 쉽다. 외래에 가족과 함께 환자가 내원했다면 일단 그 관계는 결속력이 비교적 가까운 '연결'이나 '밀착' 형태로 추정하고 들여다보는 것이 좋다. 부부가 나란히 건강 검진을 받으러 온 모습도 역시 마찬가지이다. 여기에 '가족 분들이 주말은 어떻게 보내십니까?'와 같은 질문을 이용한다면 나머지 요소들도 쉽게 평가할 수 있다.

표 3-3. 가족의 결속력 분류

	이탈	분리	연결	밀착
독립	높은 독립	중등도 독립	중등도 의존	높은 의존
경계	외부 경계: 열림 내부 경계: 닫힘 세대 간 경계: 경직	외부 경계: 반 열림 내부 경계: 반 열림. 세대 간 경계: 분명	외부 경계: 반 열림 내부 경계: 열림 세대 간 경계: 분명	외부 경계: 닫힘 내부 경계: 불분명 세대 간 경계: 불분명
연합	약함. 희생양	분명한 부부 연합	강한 부부 연합	부모-자녀 연합
시간	개인시간 최대화 (신체적, 정서적)	개인시간, 공유시간 모두 중요	공유시간 중요. 개인시간 선별허용	공유시간 최대화. 개인시간 없음
공간	사적 공간 최대화 (신체적, 정서적)	사적 공간 유지 약간의 공유 공간	공유 공간 최대화 사적 공간 최소화	사적 공간 없음
친구	주로 개인 친구 가족 친구 거의 없음	일부 개인 친구 일부 가족 친구	일부 개인 친구. 계획된 부부 또는 가족 친구 모임	제한된 개인 친구 주로 가족 친구
의사결정	주로 개인 결정	대부분 개인적 결정. 가족 전체의 주제인 경우는 결정에 참여	개인적 결정 공유. 대부분 가족을 염두에 두고 결정.	모든 결정이 가족에 의해 이루어짐
관심, 여가활동	주로 개인 활동	일부 우연한 가족활동. 개인 활동 지원	일부 계획된 가족활동. 개인적 관심에 가족이 참여	모든 활동 가족 공유

가족의 적응력과 결속력을 결정하는 요소들 중 문제가 있다고 생각되는 부분을 보완하는 방향으로 중재한다. 예를 들어 밀착되거나 혼란한 가정에 대해서는 구성원들의 독립성과 경계를 증가시키는 방향으로, 반대로 이탈되거나 경직된 가정에 대해서는 구성원들의 협력과 상호 보완을 증가시키는 방향으로 중재한다.

참고 문헌

김종성, 오미경, 박주성. 가족 중심 진료의 임상 적용. 가정의학회지 2009; 30: 405-14.

이부영. 분석심리학. 서울: 일조각; 1991.

Campbell TL, Seaburn D, McDaniel SH. Family stress and counseling. In: Taylor RB, editor. Family medicine: principles and practice. 6th ed. New York: Springer -Verlag; 2003. p. 272-8.

Carter E, McGoldrick M. The family life cycle: a framework for family therapy. New York: Gardner Press; 1980.

Olson DH, Sprenkle DH, Russell CS. Circumplex model of marital and family systems: I. Cohesion and adaptability dimensions, family types, and clinical applications. Fam Process 1979; 18: 3-28.

Rogers JC. Reading and interpreting genogram. In: Rakel RE, editor. Textbook of family practice. 6th ed. Philadelphia: Saunders; 2002. p. 26-30.

Smilkstein G. The cycle of family function: a conceptual model for family medicine. J Fam Pract 1980; 11: 223-32.

Stuart MR, Lieberman JA. The fifteen minute hour, practical therapeutic interventions in primary care. 3rd ed. Philadelphia: Saunders; 2002.

제 4 장

구조 전략적 가족 상담의 개념 【김종성】

가족 상담 기법을 아는 것만으로 진료에 적용되지는 않는다. 환자의 질병이나 증상을 가족 속에서 이해하는 습관, 즉 포괄적인 눈을 갖도록 노력하여 체득(體得)하는 것이 필요하다. 또한 환자의 이야기를 의학적 정보로 받아들이지 말고 삶의 이야기로 받아들이는 습관이 중요하다.

1. 결합(Joining)

가족과 강하게 결합할수록 의료진의 힘은 크게 발휘되지만 가족의 요구에 이끌려 중립을 유지하기 어렵다.

1) 유지(Maintenance)

유지는 강한 결합이다. 특정 구성원의 긍정적 측면(장점)이나 겪고 있는 고통을 의료진이 인정해 줌으로써 그 구성원의 현실을 타당화시킨다. 근거리 결합을 통해 차후에 의료진이 전하고자 하는 메시지가 잘 전달되도록 한다. 어떤 구성원에게 유지를 실시하면 다른 구성원들은 그 구성원을 새로운 각도에서 보게 된다. 의료진은 가족을 보상하고 인정하기 위한 기준점이 되며 구성원에게 자존심과 지위의 근원이 된다. 유지를 통해 가족 구성원의 힘의 분포를 바꿀 수도 있다. 구성원이 의료진의 지휘에 따르지 않는 경우에는 의료진이 승인을 철회할 수도 있는 강한 힘을 갖는다.

2) 모방(Mimesis)

모방도 강한 결합이다. 가족의 의사소통 속도, 의사소통 양식(개방 또는 제한), 공통된 경험을 통해 의료진과 가족의 유사성을 증가시킨다.

3) 추적(Tracking)

추적은 중간 정도의 결합이다. 이야기를 계속하도록 촉구하고, 내용을 명확히 하기 위한 질문을 하며, 가족이 말한 내용을 확대시켜 문제의 핵심을 유도한다. 구성원의 어려움을 인정해주지는 않고 구성원이 이야기한 내용을 명확히 할 뿐이다. 의료진은 적극적이고 중립적인 청취자로써 의사소통의 방향과 흐름만을 조절하며 비강요적인 태도를 취한다. 문제나 갈등에 대한 가족의 상호 작용 유형 또는 가족 관계에 대해 구성원들에게 돌아가면서 질문을 한다(circular questioning). 의료진이 사회자의 역할을 하여 모든 구성원의 의견을 듣는다. 의료진은 구성원 간의 인식과 지각 차이를 보다 깊이 탐색하여 가설을 구체화하고 개입 전략을 수립한다.

4) 코우칭(Coaching)

코우칭은 가장 약한 결합이다. 가족과 분리된 상태를 유지한 채 연기자보다는 연출가 역할을 한다. 단순한 충고나 제안을 하고 선택은 가족에게 맡긴다.

2. 평가(Assessment)

1) 실연(實演, Enactment)

실연은 의료진이 가족의 의사소통에 능동적으로 합류하거나, 가족의 증상(환자)과 증상 주위의 상호 작용에 대한 수동적 관찰을 통해 가족 체계에 대한 평가를 하는 것이다. 구성원들이 보여주는 가족 역동, 비 기능적인 증상을 추출한다.

2) 초점(Focus)

초점은 가족이 보여주는 경계, 장점, 문제점 등 여러 자료를 치료적 설계를 구성하기 위해 선택하고 조직하는 과정이다. 의료진이 관심이 있더라도 치료 목적에 기여하지 않는 영역을 보류시키고 치료적으로 중요한 자료에 우선순위를 두어 주제를 발전시킨다. 초점이 잘되지 않으면 면담 시간이 길어도 중요한 부분의 진전이 없다.

3. 재조직(Restructuring)

구성원들의 경계, 힘의 분포, 역할 등으로 이루어진 가족의 조직 체계를 치료적 관점에서 재 조절한다.

1) 경계(Boundary)

경계는 하부 체계의 경계(독립성)를 분명하게 확립하기 위한 것이다. 밀착되거나 혼란스러운 형태의 가족에게 유용하다. 서로 분리되는 것이 바람직하다는 인지적 구성(cognitive construction)을 사용하거나 상대방의 대화를 간섭하지 못하게 하는 규칙을 만들 수도 있다. 가까이 앉아 있는 구성원을 서로 떨어져 앉게 배치하는 공간적 수단을 사용할 수도 있다.

2) 역균형(Unbalance)

역균형은 열세의 구성원에게 유지를 사용하거나 우세한 구성원을 무시하여 힘의 분포(위계적 관계)를 재배치하는 것이다. 열세 구성원의 잠재 능력을 확장해 주는 것이 전체 가족에게 도움이 될 때 실시한다. 우세한 위치에 있던 구성원이 저항할 위험이 있다. 의료진과 연합하게 된 열세의 구성원이 겪을 수 있는 어려움을 예상해야 하며, 연합하게 된 구성원이 의료진에게 개인적으로 요구하는 것을 의료진이 극복해야 한다.

3) 상호보완(Complementarity)

상호보완은 구성원을 독립적인 단위로 보는 것이 아니라 전체의 부분이라는 개념으로 보고 구성원들의 보완적인 상호 관계를 강조하는 것이다. 경직되거나 이탈된 형태의 가족에게 유용하다. 구성원의 자유가 상호 의존적이고 각자의 기능이 서로 보완적임을 인식시켜 새로운 방식으로 현실을 지각하게 하여 갈등으로부터 타협을 유도한다. 예를 들어 환자의 음주문제를 계속 비방하는 배우자에게 현재 상태에 대해 환자와 배우자의 공동책임을 강조하는 것이다.

4. 현실감(Reality)

현실을 바라보는 가족의 신념체계를 변화시킴으로써 현실을 변화시킨다.

1) 직설적 구성(Direct construction)

직설적 구성은 충고, 설명, 제안, 해석, 과제를 처방하는 것이다. 특정 행동을 중단하라는 것보다는 새로운 행동을 지시하는 것이 효과적이다. 작고 쉽게 실천할 수 있는 것부터 시작한다. 직설적 구성의 효과를 높이기 위해서는 강도, 보편적 상징, 전문가 위치 기법을 활용한다.

(1) 강도(Intensity)

강도는 의료진의 관점(메시지)을 가족에게 전달시키기 위해 메시지의 강도를 조절하는 것이다. 모든 가족은 나름대로의 감정적인 측면의 청각 장애가 있기 때문에 그 이상으로 크게 이야기해야 메시지가 전달된다. 때로는 단순한 대화나 침묵이 오히려 강한 효과를 낼 수도 있으며 때로는 정서적으로 긴장된 위기를 만들어야 할 때도 있다. 그러나 너무 세게 이야기하면 환자에게 불안을 야기할 수 있다.

(2) 보편적 상징(Universal symbol)

보편적 상징은 '상식적으로', '모든 사람이', '통상' 등의 언어를 사용하여 의료진이 객관적 또는 도덕적 위치를 확보함으로써 힘을 얻는다.

(3) 전문가 위치(Expert position)

전문가 위치는 의료진이 '전문가로서의 권위'를 발휘하는 것이다. 전문가 위치 기법은 '비상식적인 것'까지도 처방할 수 있다.

2) 역설적 구성(Paradoxical construction)

역설적 구성은 직설적 구성에 따르지 않고 저항할 때 고려한다. 직설적 구성에 저항할 때에는 가족 내에 비밀스러운 연합이나 경쟁과 같은 상호 작용이 숨어 있다고 가정하는 것이 안전하다. 역설적 구성에는 증상 처방, 증상 재정의, 제지 기법이 포함된다.

(1) 증상 처방(Prescribing)

증상 처방은 증상을 없애기 위해 그 증상을 지속하게 하는 것이다. 본래의 목적과 상반된 것을 이야기하기 때문에 기술이 필요하다. 구성원들은 역기능적인 행동 체계의 속성을 인식하게 되고, 증상을 계속하라는 지시를 받았더라도 증상을 포기하고 다른 행동 유형을 탐색하게 된다. 그러나 의료진의 의도와 반대의 결과를 초래할 위험도 있기 때문에 인지 능력이 약한 환자에게는 사용해서는 안 된다.

(2) 증상 재정의(Redefining)

증상 재정의는 구성원의 문제행동에 대해 긍정적인 것을 강조함으로써 문제에 대한 가족의 가치 판단이 변하게 하는 것이다. 문제에 대한 가족의 증상적 관점을 치료적 관점으로 변화시킨다.

(3) 제지(Restraint)

제지는 치료효과를 증진시키기 위해, 재발을 예측하여 경고하거나 변화의 속도가 지나치게 빠르다고 지적하면서 '할 수 있다'는 환자의 자존심을 키워주는 것이다. 만약 의료진이 예측한대로 재발된 경우는 다시 의료진의 통제에 순응하게 되며, 환자 스스로의 힘으로 잘되고 있으면 의료진이 의도했던 방향으로 증상의 변화가 일어난다.

3) 혼합 구성(Alternative construction)

혼합 구성은 직설적 구성과 역설적 구성을 동시에 사용한다. 즉 환자에게는 역설적 구성의 내용에 해당되는 메시지를 다른 구성원에게 직설적인 형태로 구사하는 것이다.

4) 장점(Strength)

장점은 가족이 개인에게 고통을 안겨 주는 '무거운 짐'이라는 관점을 가진 구성원에게 '가족이 갖고 있는 장점'과 '발전을 위한 고통'으로서의 의미를 깨닫게 하여 '짐'을 '삶의 의미'로 바꾸는 실존적 기법이다. 의미 치료(logotherapy)에 해당된다. 현재의 고통을 삶의 보석으로 바꾸어 가족으로 하여금 기꺼이 현재의 고통과 맞서게 한다.

표 4-1. 구조 전략적 가족 상담 대화의 예

<table>
<tr><th>기능</th><th colspan="2">기법</th><th>대화 예</th></tr>
<tr><td rowspan="4">결합</td><td colspan="2">유지(maintenance)</td><td>"그렇게 어려운 상황이라 술을 드실 수밖에 없었군요."</td></tr>
<tr><td colspan="2">모방(mimesis)</td><td>"아! 고향이 강진이십니까? 저도 그곳 해남에서 한동안 생활했던 적이 있습니다."</td></tr>
<tr><td colspan="2">추적(tracking)</td><td>"그러한 상황이라 술을 드실 수밖에 없었다는 말씀이시군요. 부인께서는 남편분의 술 문제에 대해서 어떻게 생각하십니까?"</td></tr>
<tr><td colspan="2">코오칭(coaching)</td><td>"(이러한) 방법들이 있는데 어떤 것을 선택하시겠습니까?"</td></tr>
<tr><td rowspan="2">평가</td><td colspan="2">실연(enactment)</td><td>"부인에 대해 남편분의 불만이 크신데, 부인은 남편분에 대해 어떤 불만이 있으십니까?"</td></tr>
<tr><td colspan="2">초점(focus)</td><td>"많은 이야기들이 있으시겠지만 오늘은 주로 이 문제에 대해서 각자 말씀해주셨으면 합니다."</td></tr>
<tr><td rowspan="3">재조직</td><td colspan="2">경계(boundary)</td><td>"자, 이제 어머님은 가만히 계시고 지금부터는 꼬마가 대답해 보세요."</td></tr>
<tr><td colspan="2">역균형(unbalancing)</td><td>열세에 있는 부인에게 "남편의 술 문제가 심각해서 부인이 참으로 힘드시겠습니다."</td></tr>
<tr><td colspan="2">상호보완(complementarity)</td><td>"환자분의 음주문제가 참으로 심각하군요. 어떻게 부인께서는 환자분이 이렇게 술을 마시도록 놔두셨습니까?"</td></tr>
<tr><td rowspan="8">현실감</td><td rowspan="3">직설적 구성 (direct construction)</td><td>강도 (intensity)</td><td>말없이 가슴사진을 보며 한숨만 쉬다가 "혹시... 흡연을 하십니까?"</td></tr>
<tr><td>보편적 상징 (universal symbol)</td><td>"이 상황에서는 대개의 가족들이 이렇게 결정한답니다."</td></tr>
<tr><td>전문가 위치 (expert position)</td><td>"치료에 대한 최신 연구들은 모두 이 방법을 실시하는 것으로 이미 결론을 내렸습니다."</td></tr>
<tr><td rowspan="3">역설적 구성 (paradoxical construction)</td><td>증상 처방 (prescribing)</td><td>"술을 계속 더 많이 드십시오."</td></tr>
<tr><td>증상 재정의 (redefining)</td><td>"그 아이가 자꾸 가출하는 것은 어머님과 가까이 있고 싶은 마음을 반대로 표현하는 것입니다."</td></tr>
<tr><td>제지 (restraint)</td><td>혈당조절이 되지 않는 상태에서 조기퇴원을 원하는 환자에게 "퇴원이 너무 빨라서 곧 재발할 것 같습니다. 혼자 힘으로 어렵지 않겠습니까?"</td></tr>
<tr><td colspan="2">혼합 구성 (alternative construction)</td><td>알코올리즘 환자의 부인에게 "환자 분이 술을 실컷 마실 수 있도록 술을 사드려 보시지요."</td></tr>
<tr><td colspan="2">장점(strength)</td><td>"넉넉한 집안에서 자녀를 올바르게 키우는 것도 어려운데, 그렇게 어려운 여건에서 이처럼 훌륭히 자녀분들을 키우신 것은 정말로 값진 일입니다."</td></tr>
</table>

참고 문헌

김종성. Psychosomatic disorders 환자와의 상담: 가족의 역동을 고려한 15가지 구조-전략적 상담 기법들. 가정의학회지 1998; 19(11): 999-1007.

Haley J. Changing families: a family therapy reader. New York: Grune & Stratton Inc; 1971.

Minuchin S, Fishman HC(김임, 한정옥, 이선미 역). 가족치료의 기법. 서울, 하나의학사, 1987.

제 5 장
우리 실정에 맞는 가족 중심 진료

【김종성】

1. 한국에서 가족 중심 진료가 중요한 이유

개인의 '자기'에 대한 개념이 동서양의 문화적 차이에 따라 다르다. 미국과 서구의 자기는 개인주의, 독립성 훈련, 사회화 과정에서 자율적으로 사회적 표준들에 동조된다. 자기와 타인의 분명한 경계가 있다. 권리, 독립적 자율성, 개인의 행복 추구와 같은 개념이 중요하다. 개인에 우선권이 있으며, 개인의 동기에 의해 성취 동기가 크게 영향을 받는다. 자기에 대한 개념이 독립적 자기이다. 공적 자기와 사적 자기가 일치되는 경향이 있다. 자기 정체성은 자신의 소유, 경험, 성취 등으로 소유를 반영하는 자기의 요소를 중요시한다.

이에 비해 일본과 한국에서는 가족이나 친족을 중심으로, 개인이 집단과 강한 동일시를 이룬다. 구성원 간의 상호 의무감이 있다. 자기감(自己感)이 자기의 경계를 넘어 투과되고 확산된다. "나"가 "우리"와 병합된 자기 개념을 형성한다. 자기 행동에 대해서도 타인들의 반응을 자신의 판단보다 우선적으로 중시한다. 의무, 상호 의존성, 개인의 희생과 같은 개념이 중요하다. 집단에 우선권이 있으며, 가족이나 가문의 요구에 의해 성취 동기가 크게 영향을 받는다. 자기에 대한 개념이 집합적 자기이다. 부모가 기대하는 방향으로 자녀의 행동을 통제한다. 사적 자기가 요구하는 대로 행동하지 않고 체면과 겸양이라는 공적 자기(타인에게 비쳐진 자기상)에 따르는 행동 경향을 보인다. 자기 정체성은 가족, 이웃 등 대인 관계를 중심으로 정의된다.

이와 같은 차이는 사회적 존재로서 인간에게 가장 고귀한 가치가 인(仁)이며 이것을 인간의 성(性) 즉 인간성(人間性)으로 중요시하는 동양의 문화적 관점에서 비롯된 것으로 보인다. 인('仁')은 문자로 보면 '두 사람'이라는 뜻이며, 인('人') 역시 '두 사람이 상호 의존하는 형상'이다. 즉 "인간으로 존재함에 있어서 타인을 불가분리의 존재로 가져야 인간다움을 지닌다."는 의미이다. 인(仁)은 개인의 이기적 목적을 달성하기 위해서 추구되는 목표가 아니다. 사회에서 대인 관계를 성숙하고 원활하게 발전시키고 유지시키기 위한 개인의 심(心)적 상태로 존재하며 개인의 친 사회적 핵심 요소이다. 동양에서는 전통적으로 비경쟁적 가치인 인(仁)을, 사회적 존재로서 인간이 추구해야 할 보편적 최고의 가치(共同善) 즉 인간의 도리(道理)로 본 것이다. 사람과 사람 사이의 사랑을 의미하는 인(仁)을 비롯하여 인(仁)을 실천하기 위한 의(義), 예(禮), 지(智)라는 사덕(四德)을 동물과 달리 인간이 인간답게 살기 위해 가장 가치가 있는 덕목들로 여겨왔다. 그렇기 때문에 한국의 '자기'는 독립적, 개인적 자기가 아니고 대인 관계 혹은 사회 관계 중심의 자기로 형성되었다(표 5-1). 이처럼 가족이나 친족의 영향을 중요시하는 한국에서 개인을 진료할 때 가족 중심 진료가 더욱 중요해진다.

표 5-1. '나' 개념

	서구	한국
자기	독립적 자기 공적 자기와 사적 자기 일치	집합적 자기 사적 자기보다 공적 자기가 우세
나의 경계	경계 분명	나와 우리가 병합
행동 기준	사회적 표준	타인의 반응
성취 동기	개인 동기	가문
우선권	개인	집단
주요 개념	권리, 자율성, 개인 행복	의무, 상호 의존, 개인 희생
정체성	자신의 소유, 경험, 성취	가족, 이웃 등 대인 관계

2. 가족 중심 진료의 훈련 수준

가족 중심 진료의 다섯 수준에서(표 5-2), 포괄적 진료를 수행하는 가정의는 IV 수준까지의 가족 중심 진료를 시행하는 것을 목표로 훈련해야 하며, V 수준의 가족 치료가 필요한 경우는 가족 치료 전문가에게 의뢰하고 의학적 측면을 지원해야 한다.

대부분의 가정의들이 환자와 가족이 호소하는 감정을 이해해주고 지지하는 III 수준에는 잘 도달한다. 그러나 가족의 기능을 평가하고 중재하는 IV 수준에 가정의들이 간혹 낯설어하는 경향이 있다. 많은 가정의들이 IV 수준의 가족 중심 진료를 잘 수행하도록 유도하려면 IV 수준의 가족 중심 진료 내용을 보다 구체화하고 임상 진료에 쉽게 적용할 수 있도록 훈련하는 것이 필요하다. 가족 중심 진료의 IV 수준은 가정의가 가족을 들여다보는 네 가지 눈으로 일상적인 진료의 틀 속에서 가족의 기능을 체계적으로 평가하고 중재하는 것이다. 가족의 기능을 평가한다는 것은 가족을 들여다보고 가족의 역동을 추론하는 것이며, 중재한다는 것은 추론된 가설을 바탕으로 가족 중심의 상담을 하는 것이다.

가족 중심 진료의 IV 수준에 필요한 수기는, 참가하기 싫어하는 가족 구성원을 가족회의에 참가시키기, 가족회의를 통해 구성원들이 각자 자신의 의견을 표현하도록 돕기, 가족 기능에 대한 체계적인 평가, 연합을 피하면서 가족 구성원을 지지하기, 문제에 대한 가족의 관점 또는 정의를 재구성하기, 가족이 어려움을 '협동이 필요한 사건'으로 인지하도록 돕기, 가족이 어려움에 대응할 수 있는 방법을 만들도록 돕기, 가족의 대응 노력이 구성원의 자율성을 희생함이 없이 균형을 잡도록 돕기, 일차 진료 수준을 넘어선 가족 기능 장애를 알아내고 의뢰하기 등이다.

표 5-2. Five levels of family-centered care

Levels	Skills
Level I: Minimal emphasis on the family	Dealing with families only as necessary for practical and medical-legal reasons
Level II: Ongoing medical information and advice	1. Communicating medical findings and treatment options to family members 2. Asking family members questions about diagnostic and treatment information 3. Listening to family members' questions and concerns 4. Advising families about how handle the medical needs of the patient 5. Knowing how to channel communication through one or two key members 6. Identifying gross family dysfunction that interferes with medical treatment and referring
Level III: Feelings and support	1. Eliciting family members' expressions of concerns and feelings related to the patient's condition and its effect on the family 2. Empathically listening to family members' concerns and feelings 3. Preliminary assessment of the family function related to the patient's problem 4. Encouraging family members' efforts to cope as a family 5. Tailoring medical advice to the unique needs, concerns, and feelings of the family 6. Identifying family dysfunction and referring
Level IV: Systematic assessment and planned intervention	1. Engaging family members, including reluctant ones in a series of family conferences 2. Structuring a conference in such a way that all members have a chance to express themselves 3. Systematically assessing the family function 4. Supporting individual members while avoiding coalitions 5. Reframing the family's definition of their problem 6. Helping the family members view their difficulty as one that requires new forms of collaborative efforts 7. Helping family members generate alternative, mutually acceptable ways to cope with their difficulty 8. Helping the family balance their coping efforts without sacrificing anyone's autonomy 9. Identifying family dysfunction that lies beyond primary care treatment and referring
Level V: Family therapy	1. Interviewing families or family members who are quite difficult to engage 2. Efficiently generating and testing hypotheses about the family's difficulties and interaction patterns 3. Escalating conflict in the family in order to break a family impasse 4. Temporarily siding with one family member against another 5. Constructively dealing with a family's strong resistance to change 6. Negotiating collaborative relationships with other professionals and other systems

가족 치료를 실시하는 V 수준에는 구조-전략적(structural-strategic) 접근, 정신 역동학적(psychodynamic) 접근, 체계적(systemic) 접근, 성장(growth) 모형, 해결-중심 단기 중재(solution-focused brief intervention) 등 여러 접근 이론과 모형들이 있다. 1920년대부터 이혼 및 비행 청소년 문제를 중심으로 시작된 구조-전략적 이론은 Minuchin과 Haley가 선구 역할을 하였으며 가족의 구조, 경계선, 하위 체계, 위계 질서 등의 개념을 중요시한다. Ackerman이 선구 역할을 한 정신역동학적 이론은 1950년대부터 정신분열증 환자의 가족을 중심으로 시작되었고 가족의 과거력을 중요시한다. 1950년대 Bowen에 의해 시작된 체계 이론은 자기 분화(differentiation), 삼각 관계(triangulation) 등이 주요 개념이다. 실존주의적(경험적) 이론은 1950년대 Satir와 Whitaker가 시작하였으며, 가족의 신념 체계, 의사소통 및 대처유형, 가족의 규칙 등을 중요시한다. 1980년대 MRI(Mental Research Institute)의 단기 가족 치료 학파가 시작한 해결 중심 단기 치료는 여러 유형의 해결 지향적 질문 등이 주요 개념이며 한국에서는 의학의 인접 분야에서 많이 활용되고 있다.

가족 치료를 하는 V 수준에 모든 가정의가 몰두하는 것은 바람직하지 않다. 늘 바쁜 외래나 병동에서 전형적인 틀을 갖춘 V 수준의 가족 치료를 시행하는 것은 현실적으로 어려울 뿐 아니라, V 수준의 가족 치료는 공식적인 훈련 기간과 과정이 별도로 필요한 또 하나의 전문 분야이기 때문이다.

3. 가족 중심 진료의 훈련 형태

가족 중심 진료의 훈련 형태는 일상 진료에서 가족 중심 질문을 이용하는 훈련, 위험 신호기(red flags)를 보이는 환자에서 가족 중심 진료의 훈련, 가족 회의(family conference)를 통한 가족 중심 진료의 훈련으로 요약할 수 있다.

1) 일상 진료에서 가족 중심 질문 이용

의사는 환자와 가족의 삶을 엿보고 들여다보는 것을 허가받은 직업이다. 가정의는 일상적인 진료에서 모든 환자들에게 "마음이 어떠십니까?", "마음 쓰시는 일이 있습니까?", "많이 걱정되십니까?", "많이 놀라셨겠습니다."와 같은 질문들을 통해 늘 환자의 마음을 엿보아야 할 뿐 아니라, 항상 "사모님은 건강하십니까?", "자녀분들은 어떠십니까?"와 같은 간단한 가족 관련 질문들을 덧붙임으로써 늘 환자의 가족을 들여다보도록 훈련해야 한다. 이와 같은 질문을 이용한다는 것은 가족의 역동을 언제든지 들여다 볼 준비가 되어있다는 의사의 진료 자세를 의미한다.

가정의가 환자의 가족을 들여다보는 일차적인 목적은 혹시 환자의 가족에 '위험 신호기(Red Flags)'(표 5-3)가 있는지를 관찰하는 것이다. 천식이 심하여 야간 응급실을 통해 소아 중환자실에 입원했던 아이가 3일 후 천식 증세가 호전되어 일반 병실로 옮기는 과정에서, 부모가 '벌써 일반 병실로 옮겨도 괜찮을까요?, 중환자실에 더 있어야 하는 것 아닌가요?'와 같이 질병에 대한 과잉 반응을 보인다면 위험 신호기를 의심해야 한다. 일상생활에서 가지고 있었던 부부의 갈등이, 아이가 중환자실에 있는 동안에 아이에게 초점을 맞추느라고 잠시 수면 밑에 가라앉았다가 아이가 회복되고 일상생활로 복귀하면서 다시 부부 갈등이 표출되려고 하는 가족일 수 있기 때문이다. 아이의 천식 증상 악화가 부부 갈등을 가라앉히는 역할을 하고 있을 수 있다는 의미이다. 질병에 대해 가족이 과잉 반응을 보이는 것 뿐 아니라, 술을 많이 마시는 환자, 신체화 증상이 의심되는 환자, 의학적 관리에 불순응하는 환자, 만성 질환, 직업이 있는 40대 주부 환자, 노인 환자 등도 모두 위험 신호기에 포함된다. 직업이 있는 40대 주부에게 '아이 아빠는 건강하신가요?'하고 물었을 때 '없어요.', '헤어졌어요.', '먼저 갔어요.' 같은 어마어마한(?) 대답이 자주 나온다. 이와 같은 사건은 가족 중심 진료의 관점에서 아주 중요한 단서가 된다. 또한 노인은 여러 종류의 상실을 경험했을 가능성이 매우 큰 집단으로 그 자체로 위험 신호기이다. 환자나 가족이 위험 신호기를 보인다는 것은 '우리 가족의 역동을 평가해주세요.'라고 도움을 요청하는 깃발을 흔드는 것이다.

2) 위험 신호기 환자에 대한 추론 및 중재

위험 신호기(표 5-3)를 보이는 환자에 대해서는 네 가지 가족 중심 진료의 눈을 쉽게 가동시킬 수 있도록 훈련한다. 네 가지 눈 중에 하나 이상을 동원하여 가족에 대한 평가와 중재를 하는 가족 중심 접근을 훈련한다. 가족을 들여다보는 네 가지 눈 중에 어느 것을 동원해도 무방하다. 현재의 증상을 설명하는 가장 적합한 눈으로 가설을 세우는 것이 중요하다. '이 가족은 이렇겠구나.'하고 가족 역동을 추론하고 이에 맞는 중재를 실시한다.

바쁜 외래에서도 가정의는 5분 이내의 시간을 추가로 할애하여 다음과 같은 질문들 중에 한두 가지를 이용하여 가족 중심의 접근을 하도록 훈련한다. 구조적인 측면에 대해서는 가계도를 그리지 않더라도 '누구랑 사세요?', '자녀분은 몇 명인가요?'와 같은 질문으로 대가족인지 핵가족인지를 파악하여 추론할 수 있고 구조적인 측면을 살펴볼 수 있다. 가족 생활 주기 측면에 대해서는 '막내는 몇 살인가요?, 출가는 했나요?'와 같은 질문으로 쉽게 접근할 수 있다. 힘든 일과 해결 자원을 보는 측면에 대해서는 '마음 쓰시는 일이 있습니까?', '힘들어서 어떡한대요?, 종교는 있습니까?, 주말에는 무엇을 하십니까?, 친구 분들은 자주 만나십니까?'와 같은 질문들이 적합하다. 가족의 적응력과 결속력의 측면에 대해서는 '아이들은 착한가요?, 아이 아빠랑은 잘 맞습니까?'와 같은 질문이 유용하다(표 5-4).

표 5-3. 위험 신호기(Red flags)

1. Changes of body shape resulted from trauma or surgery
2. Overreaction to illness
3. Members presenting the symptoms similar to those of the patient
4. Suicidal ideation
5. Family history of psychiatric diseases
6. Alcohol or drug abuse
7. Sudden changes in behaviors
8. A member in the role of scapegoat
9. History of unhealthy coping styles
10. Stress-related symptoms such as headaches, palpitation, anxiety, and depression
11. Unexplained or inconsistent physical symptoms
12. Somatization
13. Poor compliance with medical treatment
14. Chronic illness
15. Working mother
16. Elderly patients

표 5-4. Red flags 환자에서 가족 역동에 접근하는 질문들

가족의 4측면	대화의 예
가족 구조	"누구랑 사세요?" "자녀분은 몇 명인가요?"
가족 생활 주기	"막내는 몇 살인가요?" "출가는 했나요?"
해결 방식(자원)	"마음 쓰시는 일이 있습니까?" "크게 놀란 일이 있습니까?" "주말에는 무엇을 하십니까?" "친구 분들은 자주 만나십니까?" "종교는 있나요?"
적응력, 결속력	"아이들은 착한가요?" "아이 아빠랑은 잘 맞습니까?"

위험 신호기를 보이는 환자에 대해서는, 생활 사건이 인지된 경우 BATHE와 같은 지지적 중재를 하고, 환자나 가족의 장점을 찾아서 인식시키고, 환자나 가족이 이용할 수 있는 자원의 확장을 모색하는 중재를 실시한다. 가족의 생활 주기 또는 적응력과 결속력 부분에서 추출된 가족 역동에 대해 보완하는 중재적 접근을 실시한다. 필요한 경우 다른 가족 구성원이 환자의 진료에 참여할 것을 요청하

여 다른 가족 구성원들에게도 교육적 중재를 실시하거나 가족회의를 계획한다.

3) 가족회의

모든 입원 환자, 말기 환자, 가족 갈등이 있는 경우는 가족회의 형태를 취하는 훈련을 한다. 입원 초, 입원 중간, 퇴원 전에 가족들과 시간 약속을 한 후에, 20-30분 정도 시간을 할애하는 가족회의를 통해 질병과 관련된 경과를 설명하고 치료 계획을 토론하면서 가족을 들여다본다. 이러한 방식은 의사의 시간을 절약하는 데에도 도움이 된다. 실제로 병동에서는 주치의가 한 사람의 가족 구성원에게 질병의 경과를 설명했더라도 후에 다른 가족 구성원이 나타나서 다시 똑같은 설명을 요구하는 경우가 많다. 가족이 모두 모이도록 요청하여 한 번에 설명해주면 가족의 역동을 구체적으로 관찰할 수 있을 뿐 아니라 의사의 시간도 절약할 수 있다.

가족회의를 시작하기 전에 가계도와 가족 생활 주기를 점검하여 가족 역동에 대한 잠정적 추론을 갖고 가족회의에 임한다. 가족회의를 진행하는 순서는, 먼저 가족들과 인사를 나누고, 가족들에게 회의의 목적을 설명하고, 문제에 대해 토론한 후, 가족의 장점과 가족이 이용할 수 있는 자원을 찾아보고, 계획을 세우는 것으로 마무리한다(표 5-5).

가족회의를 하는 동안 의사가 주도하는 시간은 최소화 하고(전체 면담 시간의 5% 정도) 가능한 가족 구성원들의 이야기를 들으면서 관찰을 더 많이 하도록 훈련한다. '아버님이 간암으로 진단이 되셨는데 가족 분들은 어떻게 생각하십니까?'처럼 한 가지 주제를 주고 가족 구성원들의 의견을 구한다. 관찰의 핵심은 가족이 힘든 일을 해결하는 방식을 보는 눈과 가족 체계의 적응력과 결속력을 보는 눈을 가동하여 가족의 역동을 파악하는 것이다. 즉, 가족회의를 하는 동안 가족의 적응력과 결속력 양상, 가족이 힘든 일을 해결하는 방식, 가족이 가진 장점, 이용 가능한 가족의 자원을 탐색하는 훈련을 한다.

가족회의를 통해 네 가지 눈으로 가족을 들여다본 후에 그 내용을 간단히 요약하여 경과 기록지에 그림 5-1과 같이 가족회의 기록을 작성하는 훈련을 한다. 가족회의 일시, 참석한 가족 구성원, 참석한 의사, 회의 주제, 가족 구성원들의 이야기 내용을 요약한다. 가족 평가 부분에는 네 가지 측면에서 드러난 문제점들을 요약하고, 마지막 부분에 계획을 수립하여 기술하는 것으로 마무리 한다.

표 5-5. Phases of family conference

Phase 1 (Socialize)	Greet the family Orient the family to the room Join with each family member
Phase 2 (Set the goals)	Solicit goals for the session from each person who wishes to speak Make each goal clear, concise, and realistic Add any other necessary goals Prioritize the goals
Phase 3 (Discuss the problems or issues)	Solicit each person's point of view Encourage the family to ask questions Ask how the family dealt with similar past problems
Phase 4 (Identify resources)	Identify family strengths Identify medical resources Identify community resources
Phase 5 (Establish a plan)	Solicit the family's plan Contact with the family regarding their concerns, including referral or reappointment if necessary Ask for any remaining questions about the plan Conclude the family conference

가족 중심 진료는 가정의의 포괄적인 진료에서 중요한 부분을 차지한다. 기법을 지식으로 아는 것만으로는 진료에 적용되지 않는다. 환자의 질병이나 증상을 가족 속에서 이해하는 습관, 즉 포괄적인 눈을 갖도록 노력하여 체득하는 것이 필요하다. 가족 중심 진료를 체득하기 위해서는 환자의 이야기를 의학적 정보로만 받아들이지 말고 삶의 이야기로 받아들이는 습관이 중요하다. 10년 전 사별한 후에 아이 셋을 키우고 있는 40대 주부에서 '10년 전 사별, 아이 셋'이라는 여덟 글자는 의학적 정보 수집의 차원에서는 큰 가치가 없는 짧은 정보일 수 있다. 그러나 삶의 이야기 측면에서는 소설책 수 십 권 분량의 많은 내용이 담겨있으며, 많은 인간적인 내용의 이야기가 의사와 환자 가족 사이에 오고갈 수 있기 때문이다.

가족회의 기록지

(입원 초, 입원 중간, 퇴원 전)

[날짜]	OOOO년 OO월 OO일
[면담시간]	오후 2시 30분 - 오후 3시 10분
[참석가족]	환자, 큰 아들, 작은 아들, 딸
[참석의사]	OOO교수, OOO전공의

[면담내용] [가계도]

면담 주제 -

환자 -

큰 아들 -

작은 아들 -

딸 -

[가족평가]

1. **구조:** 이혼 후 홀로 자녀를 키움.
2. **가족 생활 주기:** 사춘기 가족(자녀의 체계 출입에 대해 무관심).
3. **가족 기능 환:** 가족의 자원이 부족한 위기 상태.
4. **적응력 및 결속력:** 혼란밀착, 환자와 딸의 연합이 관찰됨.

[계획]

1. 이용 가능한 자원 또는 가족의 장점
   : 가족외적 자원으로 이모를 고려할 수 있음.
2. 환자에 대한 지지, 가족 구성원들이 각자 역할을 설정하도록 유도
3. 다음 가족 면담 예정일: OO월 21일 오후 3시

[작성자]: OOO

그림 5-1. An example of family conference report

참고 문헌

김종성, 오미경, 박주성. 가족 중심 진료의 임상 적용. 가정의학회지 2009; 30: 405-14.

송성자. 가족과 가족 치료. 서울: 법문사, 1995.

한덕웅. 퇴계 심리학. 성균관대학교 출판부, 1994

Baird MA, Doherty WJ. Marriage and family counseling. In: Rakel RE, Editor. Textbook of family practice. 4th ed. Philadelphia: Saunders; 1990. p. 1494-516.

Bowen M. Family therapy and family group therapy. In: Kaplan H, Sadock B, editors. Comprehensive group psychotherapy. Baltimore: Williams & Wilkins; 1971.

Haley J. Changing families: a family therapy reader. New York: Grune & Stratton Inc; 1971.

McDaniel SH, Campbell TL, Seaburn DB. Family-oriented primary care: a manual for medical providers. 2nd ed. New York: Springer-Verlag; 2003.

Minuchin S, Fishman HC. Family therapy techniques. Cambridge: Harvard University Press; 1981.

Satir V. Conjoint family therapy. Palo Alto CA: Science and Behavior Books Inc; 1983.

제 6 장
수련 과정에서 가족 중심 진료 훈련

【김종성】

제 II 부

가족중심진료

1. 지도 전문의 외래 참관

지도 전문의 외래에 전공의 또는 학생이 합류하여 진료를 참관할 때, 그날 진료하는 환자 목록의 비고란에 메모를 해두도록 지시하여 진료에서 지도 전문의가 사용했던 가족 역동 관련 질문들을 추출하는 훈련을 한다. 진료를 마친 후 진료했던 환자 목록을 보며 가족 중심 진료로 환자의 문제에 접근했거나 가족 중심 진료가 필요했던 환자에 대해 지도 전문의와 전공의 또는 학생이 함께 점검하고 토론하는 시간을 짧게 가진다.

'가족 중심 진료의 눈으로 볼 때 이 환자의 가족은 어떠한 가족인가?'라는 질문을 하거나, '이 환자는 가족 중심 진료의 눈으로 볼 때 해결 자원이 매우 빈약한 가족이다. 환자의 증상이 부적응(maladaptation)을 나타내는 신체화 증상일 가능성이 높다.'와 같이 가족 중심 진료에 대한 토론을 한 후에 진료 세션을 마침으로써 가족 중심 진료의 네 가지 눈(가족의 구조, 가족 생활 주기, 가족이 힘든 일을 해결하는 방식이나 자원, 가족의 적응력과 결속력 체계)을 뜨는 훈련을 한다.

2. 외래 환자 차트 Review

전공의 또는 학생이 독립적으로 진료한 환자의 의무 기록을 사독하는 시간에, 포괄적으로 접근하는 것이 필요해 보이는 환자에게 전공의 또는 학생이 어떠한 형태의 가족 관련 질문을 사용했는지, 가족 중심 진료의 네 가지 눈 중에 어떤 눈으로 그 환자를 보았는지를 점검하면서 가족 중심 진료를 훈련한다.

'누구랑 사세요?', '자녀분은 몇 명인가요?'와 같은 질문으로 구조적인 측면을 살펴볼 수 있다. 가족 생활 주기 측면에 대해서는 '막내는 몇 살인가요?, 출가는 했나요?'와 같은 질문으로 쉽게 접근할 수 있다. 힘든 일과 해결 자원을 보는 측면에 대해서는 '마음 쓰시는 일이 있습니까?', '힘들어서 어떡한대요?, 종교는 있습니까?, 주말에는 무엇을 하십니까?, 친구 분들은 자주 만나십니까?'와 같은 질문들이 적합하다. 가족의 적응력과 결속력의 측면에 대해서는 '아이들은 착한가요?, 아이 아빠랑은 잘 맞습니까?'와 같은 질문이 유용하다.

생활 사건이 인지된 경우 BATHE와 같은 지지적 중재를 하고, 환자나 가족의 장점을 찾아서 인식시키고, 환자나 가족이 이용할 수 있는 자원의 확장을 모색하는 중재를 실시한다. 필요한 경우 다른 가족 구성원이 환자의 진료에 참여할 것을 요청하여 다른 가족 구성원들에게도 교육적 중재를 실시한다. 가족의 생활 주기, 적응력과 결속력 부분에서 추출된 가족 역동에 대해 보완하는 중재적 접근을 실시한다.

3. 입원 환자 가족 회의

입원 환자에 대해서는 가족회의 형태를 취하는 훈련을 한다. 입원 초, 입원 중간, 퇴원 전에 가족들과 시간 약속을 한 후에, 20-30분 정도 시간을 할애하는 가족회의를 통해 질병과 관련된 경과를 설명하고 치료 계획을 토론하면서 가족을 들여다본다. 이러한 방식은 의사의 시간을 절약하는 데에도 도움이 된다. 실제로 병동에서는 주치의가 한 사람의 가족 구성원에게 질병의 경과를 설명했더라도 후에 다른 가족 구성원이 나타나서 다시 똑같은 설명을 요구하는 경우가 많다. 가족이 모두 모이도록 요청하여 한 번에 설명해주면 가족의 역동을 구체적으로 관찰할 수 있을 뿐 아니라 의사의 시간도 절약할 수 있다.

가족회의를 하는 동안 의사가 주도하는 시간은 최소화 하고, 가능한 가족 구성원들의 이야기를 들으면서 관찰을 더 많이 하도록 훈련한다. '아버님이 간암으로 진단이 되셨는데 가족 분들은 어떻게 생각하십니까?'처럼 한 가지 주제를 주고 가족 구성원들의 의견을 구한다. 관찰의 핵심은 가족이 힘든 일을 해결하는 방식을 보는 눈과 가족 체계의 적응력과 결속력을 보는 눈을 가동하여 가족의 역동을 파악하는 것이다. 즉, 가족회의를 하는 동안 가족의 적응력과 결속력 양상, 가족이 힘든 일을 해결하는 방식, 가족이 가진 장점, 이용 가능한 가족의 자원을 탐색하는 훈련을 한다.

가족회의를 통해 네 가지 눈으로 가족을 들여다본 후에 그 내용을 가족회의 기록지를 이용하여 간단히 작성하는 훈련을 한다. 가족회의 일시, 참석한 가족 구성원, 참석한 의사, 회의 주제, 가족 구성원들의 이야기 내용을 요약한다. 가족 평가 부분에는 네 가지 측면에서 드러난 문제점들을 요약하고, 마지막 부분에 계획을 기술한다('제5장 우리 실정에 맞는 가족중심진료. 3. 가족중심진료의 훈련형태. 3) 가족회의' 참고).

4. Case Conference 의국 집담회

평상시 시행하는 의국 집담회의 환자 사례 발표 집담회 시간은 체계적으로 가족 중심 진료를 훈련할 수 있는 좋은 기회이다. 전공의 또는 학생으로 하여금 가족 중심 진료의 네 가지 눈을 포함하는 환자 보고서를 작성하게 한다(표 6-1).

일반적인 사례 발표 보고서의 작성 순서를 그대로 이용하면서 가족력 부분에 가족 중심 진료의 네 가지 측면에서의 평가 내용을 추가하여 작성한다. 가계도를 그려서 가족 구성원들의 인구사회학적 특성, 질병력, 가족의 규모를 고려하여 가족의 구조적 측면에 따른 가족 역동을 추론하여 정리한다. 가족 생활 주기에 필요한 발달 과제들을 정리한 후 각각의 발달 과제가 어느 정도로 이행되고 있는지를 정리한다. 가족의 적응력과 결속력을 평가하여 어떤 형태의 가족인지, 어느 세부 요소가 문제인지를 정리한다.

가족이 힘든 일을 해결하는 방식이나 자원을 보는 눈은 환자나 가족의 현재 상태를 설명하는 가장 좋은 모형이다. 환자 상태 또는 가족 문제를 설명하는 가족 역동을 정리하는 것이므로 보고서의 후반부에 배치하는 것이 적절하다. 가족 기능 환의 그림을 그려서 어느 상태에 해당하는지를 표시하여 설명하거나 문장으로 기술한다. 문장으로 작성하는 순서는, 생활 사건 발생 이전의 환자와 가족의 상태(background), 현재의 상태를 초래하게 된 생활 사건(stressful life event), 이에 대한 가족 해결 자원(resources)의 적절성 또는 가족이 보이는 병적인 방어 기제들(pathologic defence mechanisms), 병적 평형 상태에서 보이고 있는 증상들(pathologic equilibrium symptoms)의 순서로 정리한다. 힘든 일을 해결하는 방식을 평가하여 성장 사이클에 놓여있는 가족인지 아니면 반대로 병적인 악순환 사이클에 놓여있는 가족인지를 기술한다('제3장 가족 기능 평가. 그림 3-3. 가족기능환'참고). 검사 소견 란에는 가족 관련 질문지들의 점수를 기록한다.

환자에 대한 진단 체계를 DSM-IV-TR의 포괄적인 다축성 진단 체계에 따라 정리하는 것은 포괄적 접근을 공부하는 전공의 또는 학생에게 많은 도움이 된다. Axis I에는 정신 질환이 있는 경우에 이를 기재하며, Axis II에는 성격 장애 또는 성격의 경향을 분류하여 기재한다. Axis III에는 신체적 질환을 기재하고, Axis IV에는 Axis I과 II에 영향을 미칠 수 있는 스트레스의 종류를 기재하며, Axis V에는 환자의 전반적 기능의 정도를 점수로 기재한다.

보고서 마지막의 환자에 대한 계획에 환자의 주변 환경에 대한 계획을 작성한다. 가족을 들여다보는 네 가지 측면에서 추출된 여러 가지 문제점들에 대해 무엇을 보완해야 할지를 언급하고 이에 맞는 계획을 작성한다. 가족이 가지고 있는 장점과 가족이 활용할 수 있는 자원을 찾아 계획에 포함시켜서 정리한다. 가정의학 수련 과정의 수기 획득 분야에 전공의 1인당 일정 사례 수 이상을 이와 같은 양식으로 의무적으로 발표하도록 규정하는 것을 고려해보아야 한다.

표 6-1. A report form of case conferences in family medicine.

1. General information
2. Chief complaints
3. Present illness
4. Review of system
5. Past medical history
6. Social history
7. Personal history
8. Family history
   a. Genogram
   b. Family life cycle
   c. Adaptability & cohesiveness
   d. Cycle of family function
9. Physical examination
10. Laboratory findings & Questionnaires
11. Multiaxial diagnosis
    Axis I:
    Axis II:
    Axis III:
    Axis IV:
    Axis V:
12. Plan
    a. Individual
    b. Familial & Extra-familial
    c. Pharmacological
13. Progress

참고 문헌

김종성, 오미경, 박주성. 가족 중심 진료의 임상 적용. 가정의학회지 2009; 30: 405-14.

American Psychiatric Association. Diagnostic and statistical manual of mental disorders text revision(DSM-IV-TR). 4th ed. Arlington: American Psychiatric Association; 2000.

제 Ⅲ 부 의학면담

– 개 요

질병에 대한 정확한 진단을 내리고 효과적인 치료 방법을 선택하기 위해서는 사람과 질환에 대한 이해가 필요하다. 환자의 마음을 읽고 이해할 수 있는 의사는 그 자체로 지지적 정신 치료를 할 수 있다. 이를 위해서는 효과적인 '의사소통'이 필요하다. 이 장에서는 의사소통을 위한 다양한 면담 기법들과 환자 교육에 대해 알아보고자 한다.

제 7 장
일반적 의사소통 【김종성】

1. 의사소통 학습의 중요성

생의학을 강조할 때에는 의사소통 및 면담 기법의 필요성을 몇 가지 이유로 간과하였다. 주관적 증상보다 객관적 검사가 중요하고, 언어로 된 표현보다 숫자가 중요하며, 환자와의 의사소통 기술은 경험이 쌓이면 당연히 늘게 되어 있기 때문에 굳이 배울 필요가 없다는 관점이다.

그러나 질병에 대한 정확한 진단을 내리고 효과적인 치료 방법을 선택하기 위해서는 사람과 질환을 잘 이해하는 것이 필요하다. 의학 면담을 잘 수행하면 '주관적'이라고 간주되던 증상들이 '객관적'이 되어 검사보다 정확하고 유용할 수 있다. 의사소통 및 면담 기법은 체계적인 학습 과정과 훈련을 통해 습득되기 때문에 적절한 교육과 수련을 받아야 한다.

의사소통(communication)은 '두 사람이 대화를 통해 하나가 된다'는 의미이다. 대화에는 여러 수준이 있다(표 7-1). 바람직한 의사소통을 위해서는 같은 주파수의 소리굽쇠가 서로 공명하듯 같은 수준의 대화를 서로 나누는 것이 중요하다. 환자의 마음을 읽고 환자와 마음을 교환할 수 있는 의사는 그 자체로 지지적 정신치료를 하는 것이다.

표 7-1. 대화의 5차원

	내용	의미
1 차원	형식이나 예의가 동반된 인사말	- 상대 인정 - 신체 언어적 행동 관찰 및 탐색 - 생략할 경우 무시하는 것으로 해석되거나 오해 유발
2 차원	대화자와 관련이 없는 사실, 지식, 정보	- 자신을 노출하지 않고 피상적-사무적 관계 유지 - 진료 환경의 대부분 대화
3 차원	자신의 생각이나 견해	- 서로 신뢰하는 관계 - 생각, 판단, 견해를 통해 자기 노출 - 자신의 의견에 대한 상대방의 반응을 탐색 - 침묵이나 더 많은 자기 노출로 이어짐 - 반대 의견이 수용될 경우 공고한 신뢰 관계 형성
4 차원	감정	- 적나라한 자기 표현 - 깊이 신뢰하는 관계 - 자기가 어떤 사람인가를 상대방에게 알려주고자 할 때 자신의 감정과 느낌에 충실해야 함
5 차원	공감, 이심전심	- 절친한 친구나 좋은 부부 관계 - 심리적 공감 현상(상대방이 느끼는 대로 느끼고 생각) - 서로의 삶에 의미 있는 존재

2. 의사소통의 방법

의사소통은 대화에 사용되는 어휘의 사전적 의미와 정서적 측면의 의미로 이루어진다. 의사소통은 언어적, 부언어적, 신체 언어적 의사소통의 세 가지가 동시에 일어나기 때문에 이를 종합하여 말하는 내용을 파악해야 한다. 어휘의 사전적인 뜻만 가지고는 환자가 표현하는 것을 제대로 파악하기 힘들다. 정서적 측면을 반영하는 부언어적, 신체 언어적 의미까지 파악해야 한다. 언어적인 내용과 비언어적인 내용이 일치하지 않는 경우에는 무언가 문제가 있음을 암시한다. 남편이 갑자기 사망해서 슬프다고 말하는 배우자의 표정에 슬픔이 나타나지 않는다면 실제로는 슬프지 않을 수 있고 말과는 다른 어떤 문제가 있는 것이다.

1) 언어

언어를 통해 자신의 생각이나 감정 등을 전달한다. 환자 면담에서 가장 흔히 범하는 실수 중의 하나는 환자가 사용하는 단어의 뜻이 자신이 생각하는 의미와 같다고 믿고 임상적 결론을 내리는 것이다. 환자가 말하고자 하는 것을 정확히 파악하는 것은 진료에서 가장 기본적이면서도 중요하다. 언어적 의사소통을 도와주는 4가지 능동적인 청취 기법은 탐구형 반응, 명료화 반응, 감정적 반응, 솔직한 표현이다.

2) 부 언어(Para-language)

어휘를 전달하는데 수반되는 억양, 어조, 말의 속도, 침묵 등을 통해 감정적 측면을 전달한다. 중간에 말을 멈추거나 빨리 말하는 것은 불안이나 긴장을 암시할 수 있다. 말을 느리게 하거나 작게 말하는 것은 우울증의 표현일 수 있다.

3) 신체 언어 또는 비언어(Body language)

표정, 눈 맞춤, 몸의 움직임, 자세와 같은 신체 언어를 통해 말의 의미를 강조하거나 감정 상태를 표현한다. 대화의 약 1/3은 비언어적 의사소통으로 이루어진다. 신체 언어는 문화적 배경, 개인의 버릇에 따라 의미가 다를 수 있기 때문에 잘 해석해야 한다.

(1) 자세

환자 쪽으로 몸을 약간 앞으로 내밀고 기울여 앉은 것이 좋은 자세이다. 몸을 앞으로 20도 정도 내밀고 옆으로 10도 정도 기댄 자세는 긴장을 풀고 있는 자세이다. 뒤로 20도 이상 기댄 자세는 지나치게 긴장을 푼 자세이다.

(2) 머리 위치

주의 깊은 표정을 지으면서 몸을 앞으로 내밀고 고개를 환자 쪽으로 약간 기울인 자세가 성의 있게 경청하는 자세이다. 머리를 숙이는 것은 복종이나 부끄러움, 죄의식 등을 의미한다. 머리를 한쪽으로 기울이는 것은 흥미가 있다는 뜻이다. 머리를 뒤로 젖히면 불안, 두려움, 저항 등을 암시한다.

(3) 얼굴 표정과 미세 표정

얼굴 표정은 감정 상태를 나타낸다. 얼굴 표정이 보통 1초 정도 지속되는데 비해 미세 표정은 약 1/10초에서 1/20초 동안 지속된다. 미세 표정은 자신의 감정을 드러내었다가 금방 숨길 때 나타난다. 미세 표정까지 읽어야 환자의 숨겨진 마음을 놓치지 않는다.

(4) 눈

눈은 감정 표현에 아주 중요하다. 기분이 좋으면 동공이 확대되고, 기분이 나쁘면 동공이 축소된다. 서양과 달리 우리나라에서는 지나치게 눈을 응시하는 것이 무시하거나 도전하는 것으로 받아들여질 수 있다. 하지만 적절히 눈을 맞추며 면담해야 진실을 말하는 것으로 느껴진다. 눈을 마주치는 것이 면담 시간의 50% 정도일 때 환자들이 안정감을 느낀다.

(5) 손과 팔

손을 약간 올리거나, 귀를 만지거나, 손가락으로 입술을 만지는 행동은 상대방의 행동을 멈추게 하고 싶다는 의미일 때가 많다. 팔짱을 낀 모습은 방어적 태도이거나 상대방 의견에 반대한다는 뜻일 때가 많다.

(6) 발

발을 꼬고 앉은 자세는 편안한 상태 혹은 방어적인 자세다. 발을 떨거나 달리기 준비 자세처럼 한쪽 발을 약간 앞으로 내밀고 있는 것은 불안을 뜻할 때가 많다. 발을 양 옆으로 벌린 자세는 분노의 표현일 수 있다.

(7) 모방행동(Mirroring)

의사-환자 관계가 좋은 경우에 서로 비슷한 행동을 보인다. 환자의 모방행동이 도중에 없어지면 의사의 의견에 동의하지 않는다는 의미일 수 있으므로 다시 자세히 설명하거나 환자의 의견을 들어야 한다.

3. 가능한 피해야 할 표현

다음과 같은 표현들은 경험이 있는 의사가 상황에 따라 주의 깊게 사용할 때는 효과적인 상담 기법이 될 수도 있지만 숙달되지 않은 경우에는 피하는 것이 좋다.

1) 직선적 또는 폐쇄형 질문

"어디가 아파서 오셨습니까?", "운동할 때 숨이 찹니까?"와 같이 알고 싶은 정보에 대해 일일이 직선적으로 질문하는 것은 초보자들이 흔히 범하는 실수이다. 대부분의 면담 시간을 질문하는데 쓰기 때문에 단위 시간당 얻는 정보 양이 풍부하지 않고 일부 특정 부분의 정보만 얻는다. 환자는 자신이 경험한 내용이나 감정을 말할 기회를 잃게 되고, 의사는 환자가 말하고 싶어 하는 내용을 전혀 듣지 못한다. 직선적인 질문은 컴퓨터로 설문조사를 하는 것과 다를 바가 없기 때문에 면담 초기에는 피한다.

"예", "아니오"로 대답하게 하는 폐쇄형 질문은 위험하다. 질문에 대한 대답이 실제의 사실보다 질문을 받는 상황에 더 영향을 받기 때문이다. "예"라고 대답했을 때 "예"가 의미하는 것이 실제와 다를 수 있다. 의사를 기쁘게 하기 위해서 혹은 의사가 듣고 싶어할만한 답을 하기 위해서일 수 있고, 더 이상 이야기하고 싶지 않기 때문일 수도 있다. "아니오"라고 대답하는 것도 환자가 단순히 동의하지 않는다는 뜻일 수 있고, 그 문제에 대해 자세히 언급하고 싶지 않다는 뜻일 수도 있으며, 무심결에 그렇게 대답한 것일 수도 있다. 이러한 질문은 꼭 필요한 경우 외에는 피하고 개방형이나 선택형 질문을 하는 것이 좋다.

2) '왜'로 시작되는 질문

"왜 그 약을 드셨습니까?", "왜 직장을 그만두셨습니까?", "왜 이혼하셨습니까?"와 같이 "왜"가 들어가는 질문은 환자의 행위에 대한 해명을 요구하게 된다. 환자는 자신의 행동이 무언가 잘못되었다고 받아들이게 되어 방어적인 자세를 취하고 의사를 적대시할 수 있다. "그 약을 복용하게 된 과정을 말씀해주시겠습니까?", "직장을 그만둘만한 이유가 있으셨나요?", "이혼에 대해서 말해주실 수 있나요?"와 같이 말하는 것이 좋다.

3) 편견(답)이 섞인 암시적 질문

"통증이 팔 아래로 내려가진 않죠. 그렇지요?", "시어머니 얘기만 하면 호흡이 빨라지는군요. 신경이 쓰이나요?"처럼 질문 속에 대답을 내포하고 물으면 환자는 달리 대답할 여지가 없다. 암시적 질문을 하면 잘못된 정보를 얻을 가능성이 많아진다. 특히 환자가 의사에 대해 위축감을 느끼고 있는 경우에는 더욱 그렇다.

4) 예고 없이 또는 지나치게 빨리 화제 바꾸기

어떤 주제에 대해 이야기를 하고 있는데 의사가 갑자기 다른 질문을 하면, 환자가 맥을 파악하지 못하여 면담 시간이 길어지고, 계획성이 없는 의사라는 인상을 준다. 환자는 이야기가 중간에 끊긴 것에 대해 무시당했거나 거부당했다는 느낌을 받을 수 있다.

5) 눈 맞추지 않기

면담 중에 환자의 눈을 보지 않고 진료 기록지만 보는 것은 환자보다 진료 기록지가 더 중요하다는 인상을 준다. 또한 환자의 몸짓, 표정, 헛기침, 가벼운 미소, 울음을 참고 있는 것 등의 중요한 비언어적 정보를 모두 놓친다.

6) 되먹임 주지 않기

환자가 이야기를 하고 있는데 의사가 적절한 반응을 보이지 않는 것이다. 감정적 반응, 명료화 반응, 탐구형 반응, 촉진 등으로 환자의 이야기를 주의깊게 듣고 있다는 것을 보여주어야 한다.

7) 너무 이른 충고, 안심시키기

면담, 진찰, 검사가 충분히 이루어지지 않은 상태, 즉 의사가 환자의 문제를 제대로 파악하지 못했다고 환자가 생각하는 상태에서 너무 이르게 이런저런 충고를 하는 것, "괜찮을 거니까 걱정하지 말라"는 식으로 적절한 설명 없이 권위를 앞세워 무조건 자신의 말을 믿고 안심하라고 권유하는 것은 피한다.

8) 비참하게 만드는 질문

"당신이 의사요?", "그런 것은 바보들이나 하는 짓인데 ......" 등과 같이 말의 이면에 환자를 비난하거나 조롱하는 의미가 내포된 표현은 피한다.

9) "당신은 나쁘군요." 표현

"시어머니 얘기를 할 때마다 우는군요. 히스테리가 있는 사람들이 그렇게 합니다."처럼 환자가 나쁘다는 것을 암시하는 말은 피한다.

10) 말꼬리 잡기

환자가 말하는 사소한 이야기에 대해 말꼬리를 물고 늘어지는 것은 피한다.

11) 불쾌함을 나타내는 비언어적 표현

환자의 표현이나 행동이 마음에 안 들 때, 환자의 상태가 혐오감을 줄 때 얼굴을 찡그리는 등의 비언어적인 표현을 통해 불쾌함을 표시해서는 안 된다. 자기도 모르게 그런 일이 발생했을 때는 환자에게 솔직히 말하고 사과를 하는 등 적절하게 대처를 하는 것이 좋다.

12) 복수 질문

'변비가 있고, 열이 나고, 배가 아프고, 토하십니까?'처럼 한꺼번에 여러 가지 사항이 포함된 질문을 하는 것은 바람직하지 않다.

4. 바람직한 의사소통 기법

1) 개방형 질문

"어떻게 오셨습니까?", "자, 다음은 어디에 대해 이야기를 해 볼까요?"와 같이 환자가 자유롭게 이야기하거나, 내용을 스스로 선택할 수 있도록 유도하는 질문이다.

2) 탐구형 반응

"예, 계속하세요.", "....에 대해 좀 더 얘기해 주시겠습니까?"와 같이 환자가 계속해서 말을 하도록 북돋아 주는 기법이다. 개방형으로 말하는 것이 좋다.

3) 명료화 또는 해석

"쉬고 있을 때에는 가슴이 아프지 않다는 말입니까?"와 같이 환자가 불확실하게 이야기한 내용을 명확한 의학적 의미를 가진 말로 바꾸어서 다시 되물어보는 것이 명료화이다. 환자의 이야기를 잘 듣고 있다는 것을 보여줄 수 있고, 잘못 이해한 부분은 정정할 수 있다.

환자가 혼란스러워서 이야기를 제대로 이어나가지 못할 때, "운동을 하고 있을 때가 아니라 운동이 끝난 후에 가슴이 더 아프다는 말씀이네요.", "그러니까 시어머니도 그렇지만 남편이 더 힘들게 했다는 말이네요."와 같이 환자가 표현하고자 하는 것을 해석해주는 것도 포함된다.

4) 확인(요약)

"말씀하신 것을 제가 바로 이해했는지 잠깐 확인하겠습니다. 말씀하신 것은 환자 분은 원래 봄, 가을에 알레르기가 있었는데 스트레스가 많아진 최근 2, 3년간 더 심해졌습니다. 알레르기와 함께 가끔 두통이 있었습니다. 두통은 수일 동안에 서서히 시작됩니다."와 같이 환자가 말한 내용을 주기적으로 요약하여 재점검하는 것이다. 확인은 환자들이 문제를 명료화하도록 돕는다. 또한 "자, 그럼 콜레스테롤이 많기 때문에 선생님께서 피해야 할 음식으로 어떤 것들이 있는지 말씀해 보시겠습니까?"와 같이 의사가 설명해준 내용을 환자가 잘 이해하고 있는지 점검하는 방법도 된다.

5) 감정적 반응 및 공감

좋은 면담의 중요한 법칙은 환자의 감정이 나타날 때마다 즉시 반응해 주는 것이다. "그 말을 듣고 기분이 어떠셨어요?"와 같이 환자의 감정, 태도, 가치 등에 관심을 보이는 감정적 반응이 필요하다. 이러한 대화는 환자가 자기 스스로를 파악하는데 도움을 줄 수 있고, 의사가 환자의 감정 상태를 파악할 수도 있다. 환자의 기분을 물어보아서 환자로 하여금 자신의 감정을 표출시킬 수도 있다.

공감(empathy)은 다른 사람의 감정 상태를 받아들이고 그 사람을 인정하고 이해하는 것을 의미한다. 반영(reflection), 정당화(legitimation), 비언어적 행동으로 공감해줄 수 있다. 공감하는 면담을 수행하기 위해서는 환자의 이야기를 의학적 정보로만 받아들이지 말고 삶의 이야기로 받아들이는 자세가 필요하다.

(1) 반영

"그래서 걱정이 많으셨군요." 또는 우울해 보이는 환자에게 "기분이 가라앉아 보이십니다."와 같이 환자가 가진 감정이나 느낌을 의사가 재 언급해 주는 것이다. 반영을 통해 의사가 환자의 감정을 충분히 이해하고 있음을 보여줄 수 있으며, 환자의 감정적인 반응이 잘못된 것이 아니라고 지지해주는 효과도 있다.

(2) 정당화

"그 상황에서는 누구나 그럴 수밖에 없을 것입니다.", "왜 그렇게 화가 나셨는지 충분히 이해를 합니다.", "정말 힘드셨겠군요."와 같이 환자의 감정을 인정하고 존중해주는 것이다.

(3) 부언어, 신체 언어

동정적인 시선, 자애로운 눈빛, 주의 깊은 침묵, 어깨에 손을 올리는 것 등을 통해 의사가 환자의 고통을 마음으로 공감한다는 것을 표현할 수 있다. 자세, 얼굴 표정, 눈 맞춤, 말하는 속도, 두 사람간의 거리가 적절해야 한다. 눈의 높이는 비슷하게 유지하는 것이 좋다. 때에 따라 적절한 신체 접촉도 필요하다.

6) 솔직한 표현

"집안 문제로 스트레스를 많이 받는다고 하시는데 이야기를 다 하지 않으시는 것 같습니다. 혹시 말하고 싶은데 말씀을 못하시는 부분이 있나요?"처럼 솔직하게 직접적으로 표현하는 것이다. 불명확하거나 오해의 소지가 있는 단어를 피해서 중립적인 용어를 사용하는 것이 좋으며, 환자를 힘들게 만들지 않도록 조심한다.

7) 촉진(Facilitation)

촉진은 환자가 적극적으로 면담에 응하고, 환자가 이야기를 계속하도록 격려하는 것이다. 즉 면담자가 말("아, 네-.", "예~ 그랬군요." 등), 행동(주의를 기울이며 고개를 끄덕임 등), 탐구형 반응, 주의 깊은 침묵 등으로 환자의 말에 관심을 표명해주는 것이다.

8) 긍정적인 강화

환자가 자신의 의사를 제대로 설명하지 못하고 머뭇거릴 때 환자가 말하는 내용을 의사가 이해한다고 표현해줌으로써 면담이 원활하게 진행되게 하는 것이다. 환자가 이야기를 하다가 머뭇거릴 때, "그래서 무척 속상하시겠네요.", "그러면 발기 촉진제가 필요하시겠네요."와 같이 말하는 것이다.

9) 침묵

환자에게 면담 내용을 정리하거나 이해할 수 있는 기회를 주기 위해 때로는 의사가 아무 말도 안하고 가만히 침묵하는 것이 도움이 되기도 한다.

10) 목록을 이용한 질문

환자가 너무 장황하게 혹은 모호하게 말할 때 구체적인 예를 여러 개 들어주면서 선택하게 하는 방법이다. 시간을 절약할 수 있고 환자가 제공하는 정보를 명확하게 할 수 있다.

11) 예고 후 화제 바꾸기

면담의 주제가 한 곳에 너무 집착되어 더 이상 진행이 안 될 때 혹은 어떤 주제에 대한 정보를 충분히 들었기 때문에 화제를 돌려야 할 경우가 있다. 이때는 명료화나 확인을 통해 환자가 이제껏 한 이야기를 간단히 요약함으로서 충분히 이해했다는 것을 환자에게 보여준 후, "자 이제는 ....에 대해서 이야기를 좀 해볼까요?"와 같이 "I want" 메시지를 사용하여 예고를 한 후에 화제를 바꾼다.

12) 경험 말하기

"저도 그와 비슷한 일이 있었는데 정말 답답하더군요."처럼 의사가 자신의 생각이나 감정의 일부분을 노출시키는 것이다. 환자로 하여금 이야기하기 어려운 부분을 쉽게 이야기하게 만들고, 환자와 교감을 증가시키거나, 환자의 감정 반응이 잘못되지 않았다고 지지해주는 방법이다.

13) 추가 질문

남들에게 이야기하기 민망한 경우에는 환자가 이야기하지 않는 경우가 많다. 이야기 말미에 "더 하시고 싶은 말씀은 없으세요?", "그 외에 더 묻고 싶은 것은 없습니까?", "다른 불편한 문제는 없습니까?", "더 궁금하신 점은 없습니까?"와 같이 추가로 할 이야기가 있는지 질문하는 것이다.

참고 문헌

김대현, 서영성, 김정범 역. 의학면담: 관계형성, 환자의 문제 평가, 문제치료에 대한 기능적 접근. 서울: 학지사; 2002.

박주성. 의사소통과 면담. 대한가정의학회 편. 최신 가정의학. 서울: 한국의학; 2007. p.45-58.

Hal Ritter R, Reis MD, Rascoe TG. Interviewing techniques. In: Rakel RE editor. Textbook of Family Medicine. 7th ed. Philadelphia: WB Saunders Company; 2007. p. 293-301.

Kelly RB, Falvo DR. Patient education. In: Rakel RE editor. Textbook of Family Medicine. 7th ed. Philadelphia: WB Saunders Company; 2007. p. 285-92.

Rakel RE. Establishing rapport. In: Rakel RE editor. Textbook of Family Medicine. 7th ed. Philadelphia: WB Saunders Company; 2007. p. 269-83.

Schumaker SA, Schron EB, Ockene JK. The handbook of health behavior change. New York: Springer; 1990.

Simons-Morton DG, Mullen PD, Mains DA et al. Characteristics of controlled studies of patient education and counseling for preventive health behaviors. Patient Educ Couns 1992; 19: 175.

Society of Teachers of Family Medicine. Patient education: a handbook for teachers. Report of the national task force on training family physicians in patient education. Kansas City, MO, Society of Teachers of Family Medicine, 1979.

제 8 장
의학 면담 【김종성】

1. 의학 면담 과정

1) 면담 시작

면담 시작은 다음의 다섯 가지 요소로 구성된다.

(1) 소개("OOO님! 안녕하세요. 저는 의과대학생 OOO입니다.")

(2) 면담 목적 제시하기

(3) 면담에 대한 환자의 동의 얻기

(4) 초기 관계 형성하기

(5) 환자를 편안하게 해주기

분명한 존댓말을 사용하며 환자에 대한 호칭에 유의한다. 'ooo 님', 'ooo 선생님', 'ooo 군/양', '어르신'과 같은 호칭을 사용한다. 상대방의 직업을 알고 있는 경우에는 'ooo 교수님', 'ooo 과장님', 'ooo 사장님'처럼 공식적인 직함을 사용해도 좋다. 소아는 아이의 이름을 사용한다. '어머님', '아버님', '할머님', '할아버님', '아저씨', '아주머니', '얘', '아이가'와 같은 호칭은 피한다. 또한 환자의 가족을 호칭할 때는 '보호자'라는 말보다 '가족 분'이라는 용어를 사용하는 것이 좋다.

2) 병력 청취 및 신체 검사

(1) 주소 및 현 병력

- 주소(병원 방문 이유)
- 발병 시기
- 신체 부위
- 악화 요인
- 완화 요인
- 정도
- 관련 증상
- 치료 경험을 파악한다.

"어떻게 오셨습니까?", "어떤 문제로 병원에 오셨습니까?"와 같은 개방형 질문으로 시작한 후 구체적인 사항에 대해 직접적 질문을 사용한다.

(2) 과거 병력

- 질병력
- 입원력
- 수술력
- 알레르기
- 복용 중인 약물이나 건강보조식품
- 생리력
- 건강증진행동(예방접종, 건강 검진, 음주, 흡연, 운동 등)에 대한 정보를 얻는다.

(3) 사회-가족력

- 직업
- 종교
- 학력
- 경제
- 가족 구성원과 관련된 내용을 파악한다.

환자가 어떠한 인격체인지, 어떠한 건강 행동의 환경에 있는지, 스트레스 요인은 무엇인지, 지지 자원은 어떠한지를 평가한다.

(4) 계통 조사

- 피부
- 두경부

- 호흡기계
- 소화기계
- 혈액, 면역계
- 근골격계
- 정신계
- 심혈관계
- 비뇨생식기계
- 내분비계
- 신경계

목록표를 이용하여 점검하는 것이 편리하다.

(5) 신체 검사

- 시진(inspection)
- 타진(percussion)
- 반응(responses)
- 청진(auscultation)
- 촉진(palpation)

3) 끝맺음

(1) 질병 교육
(2) 치료 계획의 협상
(3) 동기부여 등 문제 관리와 관련된 면담을 한다.

면담을 끝내기 전에 "추가로 묻고 싶은 것이 있으십니까?"와 같은 추가 질문을 시행하는 것이 유용하다.

2. 의학 면담의 네 가지 기능

1) 의사-환자 관계 형성

가까운 의사-환자 관계를 갖기 위해서는 환자의 감정적 측면에 초점을 맞추는 다양한 감정 대응 기법들이 유용하다.

(1) 공감

반영, 정당화, 부언어, 신체 언어를 이용하여 환자의 감정에 공감해준다. 환자의 감정이 나타날 때 즉시 반응해준다(제 7 장 일반적 의사소통. 4. 바람직한 의사소통 기법 참고).

(2) 개인적 지지

"도와드리고 싶습니다.", "제가 도와드릴 것이 있는지 말씀해주십시오.", "제가 어떻게 도와드릴 수 있을까요?"와 같이 의사가 환자를 개인적으로 도와주는 것이다.

(3) 동반자 의식

"함께 계획을 세워봅시다.", "함께 해결책을 찾아보십시다."와 같이 치료에 환자가 같이 참여하도록 요청하여 동료 의식을 느끼게 한다. 환자와 의사의 동료 의식은 환자의 만족감을 증가시키고 의사의 처방에 더 잘 따르게 한다.

(4) 존중(칭찬)

"힘들 것 같은데 정말 잘 이겨내십니다.", "잘 하셨습니다. 정말 대단하십니다."와 같이 환자의 행동을 칭찬해 주는 것이다.

2) 문제 평가

진단에 필요한 정보의 60-80%가 임상 면담(병력 청취)을 통해 얻어진다(Elstein, 1995). 환자로부터 정보를 정확하고 효과적으로 수집하는 정보 획득 기법들이 필요하다.

(1) 경청 행동

자세, 머리 위치, 마주보는 시선을 통해 의사가 경청하고 있다는 것을 느낄 때 환자는 이야기를 계속한다. 또한 마주보지 않으면 환자의 미세 표정이나 다양한 비언어적 정보를 놓친다(제 7 장 일반적 의사소통. 2. 의사소통의 방법 참고).

(2) 개방형 질문

제 7장 일반적 의사소통. 4. 바람직한 의사소통 기법 참고.

(3) 촉진

제 7장 일반적 의사소통. 4. 바람직한 의사소통 기법 참고.

(4) 명료화/해석

제 7장 일반적 의사소통. 4. 바람직한 의사소통 기법 참고.

(5) 확인/요약

제 7장 일반적 의사소통. 4. 바람직한 의사소통 기법 참고.

(6) 유도 질문

"요즘 스트레스가 많으신가 보군요?", "마음 쓰시는 일이 있나요?"와 같은 유도 질문이 필요할 때도 있다. 이러한 질문에 '사는 게 다 그렇지요 뭐, 큰일은 없어요.'라고 대답하는 환자도 많다. 이러한 경우 '특별히 신경을 쓰는 일은 없음.'이라고 추정하고 종결하지 말고 구체적으로 추가 질문을 하는 것이 필요하다. 즉 '경제적인 문제입니까?', '아이들 문제인가요?', '남편인가요?', '시어머님이신가요?'처럼 환자가 이야기를 하기에 부담이 적은 영역부터 구체적으로 질문해나가면 결국에는 문제를 이야기하는 경우가 많다.

(7) 예고 후 화제 바꾸기

제 7장 일반적 의사소통. 4. 바람직한 의사소통 기법 참고.

(8) 자신의 경험 말하기

제 7장 일반적 의사소통. 4. 바람직한 의사소통 기법 참고.

(9) 추가 질문

제 7장 일반적 의사소통. 4. 바람직한 의사소통 기법 참고.

3) 문제 관리

의사가 교육했다고 생각하는 내용의 50% 정도만 환자가 알고 있으며, 치료 계획에 환자가 협조한 경우에도 의사의 처방이 지켜지는 것은 22-72%이다(Stewart, 1995). 임상의는 면담을 통해 질병에 대해 환자를 교육하고 치료에 잘 협력하도록 환자를 동기부여 시킬 수 있어야 한다. 문제의 관리를 위해서는 순응도 관리 기법과 짧은 동기부여 상담이 유용하다.

(1) 질병 교육

일반적으로 환자들의 질병에 대한 교육은 다음과 같이 여섯 가지 단계로 이루어진다.

① 원인에 대한 환자의 생각을 알아내기
② 기초 진단 알려주기
③ 진단에 대한 환자의 감정에 반응하기
④ 질병에 대한 환자의 지식을 점검하기
⑤ 진단에 대한 자세한 설명을 제공하기
⑥ 환자의 문제 이해를 확인하기

(2) 치료 계획의 협상과 유지

치료 계획의 협상과 유지에는 일곱 가지 기본적인 단계가 있다.

① 기본적인 정보를 확인하기

② 치료 목표와 치료 계획 말해주기

③ 이해도 점검하기

④ 환자의 선택과 치료 약속을 이끌어내기

⑤ 협조 계획 협상하기

⑥ 환자의 특정한 의도를 이끌어내기

⑦ 유지와 재발 방지 계획을 수립하기

(3) 동기부여

기본적인 동기유발 과정은 다음과 같은 일곱 가지 단계로 이루어진다.

① 순응도를 관찰하기

② 특정 불순응 문제를 진단하기

③ 감정에 반응하고 지지, 협력, 존중하기

④ 개인적인 선호도와 약속을 이끌어내기

⑤ 해결책에 대해 협상하기

⑥ 의도와 재방문을 확인하기

⑦ 감정에 대해 계속적으로 반응하기

4) 정신 치료

신체적인 질병 외에 환자가 경험하는 정신적인 어려움을 찾아내고 지지하는 것은 일차 진료 의사의 중요한 임무 중의 하나이다. 모든 환자는 자신의 질병에 대해 당연한 정서적 반응을 가지게 되는데 이러한 것들을 이해하고 포괄적으로 접근해야 한다. 정신-사회적인 문제로 인한 증상 때문에 내원한 환자는 적절한 공감적 면담만으로 치료가 되는 경우도 흔하다.

다양한 치료적 면담 기법들이 유용하지만 바쁜 외래에서 쉽게 적용할 수 있는 체계적인 접근법으로 'BATHE' 면담법이 있다. 환자의 심리사회적 상황을 분석하고 적절히 반응하는데 필요한 정보를 짧은 시간에 효과적으로 획득하여 지지를 제공하는 기법이다. 면담 중 환자에게 정신사회적인 문제가 있다는 것이 드러난 직후(문제를 이야기하는 바로 다음 순간이 이상적임)에 적용한다. 그 다음에 방문하게 된 신체적인 문제에 대한 진료를 한다.

3. BATHE 면담

1) B(background: "What is going on in your life?")

"마음 쓰시는 일이 있으신가요?"같은 질문으로 문제와 관련된 정신사회적 원인을 파악한다. "사는 것이 다 그렇지요, 뭐. 특별한 것은 없어요."처럼 대답을 주저하는 환자에게는 자녀, 직장, 금전, 남편, 시댁 등의 순서로 부담이 적은 영역부터 구체적으로 지정하여 질문을 진행한다.

2) A(affect, feeling state: "How do you feel about that?", "What's your mood?")

"그것에 대해서 어떻게 느끼셨습니까?" 또는 "기분은 어떠세요?"와 같은 질문으로 환자의 감정 상태를 이야기하도록 허용한다.

3) T(trouble: "What about the situation troubles you the most?")

"그 일로 인해 가장 힘든 것은 무엇인가요?"라는 질문으로 그 상황의 주관적인 의미에 초점을 맞추도록 도와준다.

4) H(handling: "How are you handling that?")

"그것에 대해 어떻게 대처하고 있나요?"라는 질문으로 환자가 어떻게 기능하고 있는지에 대한 판정을 내릴 수 있게 해준다.

5) E(empathy: "That must be very difficult for you.")

"정말 힘드셨겠습니다."와 같은 말로 환자의 반응을 지지하고 정당화시켜준다.

4. 의학 면담 시 흔히 생기는 문제

1) 환자의 침묵

여러 가지 이유가 있다.

(1) 자신의 병에 대해 생각을 정리하고 기억해내기 위함이다. 이때는 의사의 세심한 침묵이 효과적이다. 가끔은 계속하라고 짧게 격려해준다.

(2) 감정을 억제하기 어려워서이다. 이때는 "그것에 대해 말하기가 무척 어려운 모양이군요."와 같은 부드러운 말이 도움이 된다.

(3) 우울증이나 기질적인 뇌장애가 있다. 정신과적 혹은 신경과적 진찰이 필요하다.

(4) 의사가 직접적인 질문을 너무 많이 빠른 속도로 했기 때문이다. 환자가 대답하는 것을 포기하고 수동적이 될 수 있다.

(5) 의사가 실수했거나 무관심했거나 환자를 공격했기 때문이다.

(6) 통증, 메스꺼움, 호흡곤란, 배뇨감 등의 시급한 증세가 있기 때문이다. 면담을 빨리 끝내던가 아니면 급한 문제를 먼저 해결한 후 면담을 계속한다.

2) 환자가 말이 많음

침묵하는 환자 못지않게 힘들다. 의사를 참기 힘들게 만들기도 한다. 말이 많은 환자와의 면담은 다음과 같이 한다.

(1) 면담의 목표를 낮춘다. 조리가 없고 포괄적이지 못한 이야기라 하더라도 들어준다.

(2) 면담 초기 5-10분정도 자유스럽게 이야기하게 한 후 환자가 말하는 패턴을 관찰한다. 주의 깊게 열거하는지, 초조해하는지, 논리의 비약이 있는지, 정신병적인 혼란이 있는지 살핀다.

(3) 환자의 말 중에서 가장 중요한 것에 초점을 맞춘다. 정중하게 환자의 말을 중단시키고 확인 또는 명료화를 사용한 후 중요한 부분에 대해서 질문한다.

(4) 자신이 참을 수 없게 되었다는 것을 보이지 않는다. "말할 것이 아직 많이 남아 있는데, 다음 주에 오실 수 있지요? 다음 주에 다시 만나서 15분간 더 이야기를 하는 것이 어떻겠습니까?"와 같이 다음 면담 약속을 하면서 시간을 제한한다.

3) 환자가 화를 냄

환자들은 아프고, 고통 받고 있고, 자제력이 부족하고, 자신의 일을 잘 해내지도 못하고, 상대적으로 무력감과 열등감을 느낄 수 있다. 그런 것에 대한 노여움을 의사에게 돌릴 수 있다. 예약한 시간이 많이 지났거나, 의사가 무감각하거나 화를 냈거나 의사에게 잘못이 있을 수도 있다. 그런 사실이 있다면 인정하고 환자에게 충분한 배려를 해주어야 한다. 특별한 이유 없이 환자가 계속 화를 내는 경우에는 같이 화를 내지 말고 환자의 마음을 이해하고 받아들임으로써 환자가 노여움을 풀도록 도와야 한다. 원인이 병원에 있다고 하더라도 환자가 병원에 불만을 가지지 않도록 노력해야 한다. 화난 감정을 푸는 데에는 시간이 필요하다. 감정적인 문제를 이성적으로 해결하는 것이 늘 가능한 것은 아니지만, 의사가 적절하게 반응함으로써 환자가 안정을 찾게 되면 해결책을 찾을 수 있다.

4) 환자가 눈물을 보임

울음은 감정의 중요한 표현이다. 눈물을 글썽일 때 의사가 부드럽게 공감하는 반응을 보이면 울게 된다. 이때는 휴지 등을 건네주며 감정이 가라앉기를 조용히 기다린다. 도움이 되는 말을 해줄 수도 있고, 잠깐 나갔다가 들어와도 된다는 이야기를 해주어도 좋다. 의사가 적절하게 대응하면 대부분의 환자들은 곧 울음을 그친다. 그리고 환자는 편안해짐을 느끼면서 다시 면담을 계속할 수 있다.

5) 성적으로 매력적이거나 유혹함

의사가 환자에게 매료당하는 것은 자연스러운 것이다. 그렇지만 부적절하게 행동해서는 안 된다. 노골적으로 성적인 유혹을 하는 환자도 있다. '의사와 환자로서 직업적으로 만나고 있지 결코 개인적으로 만나고 있는 것이 아니다'라는 것을 명백히 밝혀야 한다. 의사 자신의 이미지도 되돌아본다. 지나치게 따뜻하게 대했거나 호의를 신체적으로 표현했는지 반성해본다. 혼자서 해결할 수 없으면 동료 의사를 불러서 도움을 청하거나 환자를 의뢰한다. 환자가 의사를 유혹하는 일반적인 이유는 다음과 같다.

(1) 의사와 친밀한 관계를 맺기 위함이다. 환자가 원하는 것은 성적인 관계가 아니다. 친밀한 인간 관계를 원하는 환자의 마음을 이해하는 것이 중요하다.

(2) 열등감 때문이다. 신체 질환으로 신체 이미지가 바뀌면 열등감이 잘 생긴다. 이때 자신의 몸을 실험해 보고 열등감을 극복할 방법으로 유혹할 수 있다. 환자의 마음을 이해해주고 적절하게 지지해준다.

(3) 히스테리성 성격이다. 겉보기와는 달리 성 행위 자체에 흥미를 갖는 것이 아니라 소녀가 아버지를 사랑하는 것과 같은 심정으로 추구하는 행동일 가능성이 많다.

(4) 정신병 때문이다. 이때 환자가 갈구하는 것은 성이 아니라 인간 관계를 통한 구원이다.

참고 문헌

김대현, 서영성, 김정범 역. 의학면담: 관계형성, 환자의 문제 평가, 문제치료에 대한 기능적 접근. 서울: 학지사; 2002.

Elstein JP. Psychological research on diagnostic reasoning. In: Lipkin M Jr, Putnam SM, Lazare A editors. The medical interview: clinical care, education, and research. New York: Springer; 1995. p. 504-10.

Hal Ritter R, Reis MD, Rascoe TG. Interviewing techniques. In: Rakel RE editor. Textbook of Family Medicine. 7th ed. Philadelphia: WB Saunders Company; 2007. p. 293-301.

Kelly RB, Falvo DR. Patient education. In: Rakel RE editor. Textbook of Family Medicine. 7th ed. Philadelphia: WB Saunders Company; 2007. p. 285-92.

Rakel RE. Establishing rapport. In: Rakel RE editor. Textbook of Family Medicine. 7th ed. Philadelphia: WB Saunders Company; 2007. p. 269-83.

Society of Teachers of Family Medicine. Patient education: a handbook for teachers. Report of the national task force on training family physicians in patient education. Kansas City, MO, Society of Teachers of Family Medicine, 1979.

Stewart M. Patient recall and comprehension after the medical visit. In: Lipkin M Jr, Putnam SM, Lazare A editors. The medical interview: clinical care, education, and research. New York: Springer; 1995. p. 522-9.

Stuart MR, Lieberman JA. The Fifteen Minute Hour. Westport: Praeger; 1993.

제 9 장

환자 교육

【김종성】

1. 환자 교육의 중요성

"Doctor"라는 말은 라틴어 "Docere"(가르치다)에서 유래하였다. '환자 교육'은 건강을 유지하고 증진시키는 데 요구되는 환자의 지식, 태도, 기술의 변화를 유발시키고, 환자의 행동에 영향을 미치는 일련의 과정이다. 사실적 정보를 전달하는 것으로부터 시작하여 각 개인의 건강 상태에 도움을 주는 태도나 행동 변화를 가져오기 위하여 그 정보를 해석하고 통합하는 것이 포함된다. 환자 교육은 심리학, 사회학, 행동 과학, 문화 인류학과도 밀접하게 관련된다(Society of Teachers of Family Medicine, 1979). 환자 교육을 지식 혹은 정보 제공에 초점을 맞추어 생각하는 것은 바람직하지 않다. 건강이나 질병에 관한 정보 제공은 환자 교육의 한 부분일 뿐이다. 환자 교육은 건강에 대한 환자의 지식, 태도, 기술에 변화를 주어 환자의 행동 변화를 일으키는 과정으로 이해해야 한다. 또한 환자 교육은 질병의 신체적 측면과 심리적 측면을 함께 다루어야 한다. 환자 교육의 목적은 정보를 나누는 것과 더불어 상담, 환자에 대한 지지, 환자와 그 가족이 현재의 상황을 명확히 볼 수 있도록 하는 것, 잘못된 건강에 대한 신념을 교정하는 것, 환자를 돌보는 데 가족이나 이웃의 역할을 제대로 인식하게 하는 것 등이 포함된다.

환자 교육의 효과는 교육의 유형, 대상, 최종 목표 등의 변수들에 의해 영향을 받는다. 환자 교육은 질병의 경과를 개선하고 사망률을 감소시키며 합병증이나 불필요한 검사도 줄여주어 의료 비용의 절감에도 도움이 된다.

환자 교육은 의학의 전통에 있어서 언제나 중요한 것으로 여겨져 왔으며 최근 들어 그 중요성이 더욱 강조되는 배경은 다음과 같다.

(1) 의학 기술이 발전하면서 급성, 외상성, 감염성 질환의 빈도는 점차로 감소하였지만 평생 조절해야 하는 **만성, 퇴행성 질환은 증가**하였다. 이러한 만성 질환들은 순응도가 질환의 관리에 있어서 중요하고 환자 스스로 치료 및 관리에 대한 동기부여가 되어야 좋은 결과를 기대할 수 있다. 환자 교육은 환자가 자신의 질병 관리에 대한 순응도를 높이고 요령을 습득하게 하여 만성 질환의 경과에 긍정적인 영향을 준다(Shumaker 등, 1990).

(2) 첨단 진단 장비와 치료 방법의 개발로 인한 **의료비의 급상승**은 현대 보건의료계의 문제점 중의 하나이다. 환자 교육을 통한 예방 차원의 행위는 매우 비용 효과적이다. 환자 교육을 통해 심부전 환자의 입원율이 25% 감소하고, 천식 환자의 응급실 방문율이 50% 감소한다. 환자 교육은 불필요한 의료 이용이나 전화 문의 등을 현저히 줄일 수 있다.

(3) 환자 교육은 환자의 만족도를 높이고 의사에 대한 신뢰를 회복시켜 **환자-의사간의 관계 회복에 중요한 역할**을 한다. 또한 의료 문제의 법적 소송을 예방하는 효과도 있다.

(4) **환자의 알권리**가 강화되면서 환자 교육은 '하면 좋고 안 해도 그만'인 의사들의 선심 차원의 문제가 아니라 의사의 의무 항목이 되어가고 있다. 환자가 보다 많은 정보에 기초하여 자율적인 결정을 내리는 것을 존중하는 윤리 원칙과도 관련된다. 의학 지식을 의사들이 독점하던 시대에는 의사가 환자를 위해 중대한 결정을 내려주는 온정적 간섭주의(paternalism) 경향이 강했다. 그러나 이제는 환자들의 자율성 향상으로 의사의 지시에 무조건 따르기보다는 의사에게 건강에 대한 자문(health consultant) 역할을 기대한다. 건강 자문의 핵심 역할은 교육(정보 제공)이다.

2. 환자 교육의 원칙, 시기, 방법

1) 환자 교육 원칙

환자 교육을 실시함에 있어서 중요한 원칙들은 다음과 같다(Simons-Morton 등, 1992).

(1) **간단하면서도 명료해야 한다.** 의사가 오랜 시간 동안 여러 가지를 설명하더라도 종종 환자는 자신이 받은 진단이나 치료에 대한 설명을 이해하지 못하거나 기억하지 못한다. 너무 많은 정보는 환자의 불안을 증대시킨다. 한 번에 여러 가지를 나열하지 말고 한두 가지 중요한 내용을 간단하면서도 명확하게 전달하는 것이 효과적이다.

(2) **지속적인 재교육으로 보강해야 한다.** 고혈압 환자에게 한 달에 1회 환자 교육을 했을 때 초기에는 대조군과 차이가 없었으나 6개월간의 지속적인 교육으로 순응도가 25%에서 75%로 증가하고 혈압이 조절된 경우가 20%에서 70%로 증가하였다. 그러나 교육 프로그램이 끝난 지 6개월 후에 순응도는 다시 25%로 떨어졌으며 혈압 조절은 42%로 감소하였다. 한 번의 교육이 아무리 우수해도 한 사람의 행동을 변화시키기는 어렵다. 처방을 따른다는 것은 일종의 행동 변화이므로 그 행동을 지지하고 강화하는 재교육이 계속되어야 한다.

(3) **교육 대상에 따라 교육 전략을 설정해야 한다.** 환자, 환자 가족, 대상자의 연령 등에 맞추어 교육 방법을 다양화하는 것이 좋다.

2) 환자 교육 시기

항시 환자 교육을 한다는 자세가 필요하며 다음의 경우에는 환자 교육이 특별히 강조된다.

(1) **만성 질환을 새로 진단받은 경우**이다. 당뇨병, 관절염, 천식과 같이 완치보

다 조절만 가능한 질환일 때 환자가 질병의 병태생리를 이해하고 스스로 관리하려는 노력이 무엇보다 중요하다.

(2) 결핵, 고혈압과 같이 **환자의 순응도가 병의 치료에 매우 중요한 경우**이다. 환자가 자신의 질병에 대한 정확한 인식과 그에 따른 태도 변화가 있어야 하므로 약물처방에 앞서 환자 교육이 우선시된다.

(3) 인슐린 주사, 혈당 측정, 흡입용 호흡기 용제 사용 등 **환자 스스로 술기를 익혀야 하는 경우**이다. 환자가 질병을 관리해나가는 데 의료적 술기가 필요한 때는 의료인의 시범과 함께 환자가 따라서 시행하게 하고 이를 수정 보완해주어야 한다.

(4) **행동 변화가 요구되거나 특별한 지식이 요구될 때**이다. 고혈압 환자의 짠 음식 피하기나 협심증 환자의 금연은 환자 스스로의 행동 변화가 요구되는 상황들이다. 잘못된 상식을 가지고 있거나 피상적으로 알고 있는 경우가 많으므로 구체적이고 실제적인 지침을 제시해 주어야 한다.

(5) 소아나 노인 환자처럼 주로 **보호자에 의해 환자의 치료가 이루어지는 경우**이다. 환자와 가족에게 교육이 필요하며 노인 환자는 가족 이외의 사람에게서 보살펴지는 경우가 많으므로 가족 이외의 실제적으로 환자를 보살피는 사람에게도 교육이 필요하다.

3) 환자 교육 방법

대기실로부터 병원을 떠나기까지 전 과정을 통해 다양한 방법으로 환자 교육이 제공될 수 있다. 일상적인 진료 환경 자체도 환자 교육에 영향을 준다. 진료 시간보다 대기 시간이 더 많을 수도 있는데 이때 인쇄물이나 포스터를 통해 이루어지는 환자 교육도 중요하다. 다양한 인력을 활용할 수도 있다. 간호사가 금연 교육이나 식이 요법을 교육할 수도 있고, 접수 인력도 간단한 교육 자료나 책자 등을 나누어주는 일에 활용할 수 있다. 진료실 이외에서 이루어지는 건강 강좌, 지역 신문, 잡지, 라디오, TV를 통한 방법도 환자 교육의 범주에 포함된다.

(1) 대화를 통한 개인 교육

진료실에서 이루어지는 가장 기본적인 환자 교육이다. 환자가 자신의 건강 신념과 궁금증을 편안하게 이야기하는 진료 환경이 필요하다. 의사가 바쁘게 보이거나 환자의 말에 집중하지 않는 것처럼 보인다면 환자들은 그들의 감정이나 문제를 나누는 것을 주저한다. 적당한 두려움은 환자의 동기 형성에 긍정적이다. 그러나 지나친 두려움은 부적절한 대응, 도피, 부정의 반응을 야기한다. 환자가 이해하지 못하는 전문 용어를 사용하지 않아야 한다. 교육 내용을 정확하고 명료하게 전달해야 한다. '식사를 줄이십시오.', '운동을 많이 하십시오.'처럼 모호한 표현보다는 '저녁 식사 후 간식은 드시지 마십시오.', '1주일에 4회 이상, 한번에 30분 이상, 등에 땀이 밸 정도로 조깅을 하십시오.'처럼 구체적으로 교육한다. 교육 후 환자의 이해를 평가하기 위해 '이 정도면 제가 알려드리고자 하는 내용은 다 전달한 것 같은데요... 제가 무엇을 강조했는지 설명해 보시겠습니까?'와 같이 명료화(확인)를 이용하여 환자에게 되묻는다. 명료화(확인)는 환자의 이해도를 평가하는 가장 확실한 방법이다. 환자의 이해도를 평가하고 궁금한 것이나 이해가 안 된 부분에 대해 보충한다.

외래에서 시간이 많지 않을 때는 환자 교육 자료를 주고 다음 방문까지 읽어오게 하여 환자가 이해하기 어려웠던 부분이나 질문에 설명하는 방법도 효과적이다. 특히 자신의 질병을 문제로 받아들이지 않는 사람에게 말로 설명을 하는 것보다는 관련 책자를 주어 시간을 갖고 스스로 읽도록 한 후 이야기를 나누는 것이 도움이 될 수 있다.

(2) 집단 교육

점심 시간이나 주말을 이용해 지역 주민 집단을 대상으로 건강 강좌를 실시하는 방식으로 흔히 이루어진다. 강좌 후 질문하는 시간을 준다. 소집단의 경우 그 주제에 대해 참석자들이 평소 궁금하던 것에 대해 처음에 질문을 받고 시작하는 것도 좋다. 참석자들의 관심 사항을 정확히 파악할 수 있고 시작할 때부터 적극적인 참여를 유도할 수 있기 때문이다.

특정 질환에 관심 있는 사람들로 소집단을 구성하여 경험을 나누는 방식도 효과적이다. 금주나 금연과 같이 행동 요법이 요구되는 경우, 천식처럼 응급 시 대처할 방식을 습득해야 하는 경우, 당뇨병처럼 장기적 식이 요법이나 운동이 요구되는 경우에 서로의 경험을 나누는 것은 아직 그 질병이나 건강 행동 변화에 동기부여가 부족했던 사람에게도 효과적이고, 오랜 기간 행동 변화를 해오던 사람에게도 정리와 재강화가 된다는 점에서 바람직하다.

(3) 인쇄물

인쇄물은 구두 교육을 보완하는 훌륭한 교육 도구이지만 의사의 구두 교육을 완전히 대체하지는 못한다. 적절한 사전 구두 교육 없이 단순히 나누어주는 인쇄물은 교육 효과를 발휘하지 못한다. 전문 학회, 제약 회사, 관련 사회 단체에서 다양한 인쇄물을 제공하고 있다. 인쇄물은 내용이 적절하고 환자의 수준에 맞아야 한다. 특히 특정 제약 회사의 약품을 선전하기 위해 내용이 왜곡되어 있는 것은 부적절하다. 또한 의사에게나 적합할 만큼 지나치게 전문적인 용어를 사용한 자료는 부적절하다.

교육 목적의 인쇄물은 크게 두 가지 종류이다.

① 특정한 효과를 염두에 두고 특정 건강 문제와 연관되어 사용하는 것이다. 예를 들면 갑작스런 요통이 발생한 환자에게 요추부 염좌를 예방할 수 있는 생활 습관, 허리의 유연성과 근력을 기르는 운동 등에 관한 인쇄물을 나누어 주는 것이다.

② 일반적인 상식에 해당하는 내용으로 대기실의 환자들이 누구나 읽어볼 수 있게 비치하는 것이다. 예를 들면 독감 예방 주사를 맞아야 하는 대상자 안내, 성병 예방 대책과 같은 것이다.

(4) 자체 제작 교육 자료

찾아오는 환자들의 흔한 질병에 대해 반복적으로 자주 설명해야 하는 경우 스스로 필요한 교육 자료를 만든다. 너무 많은 내용을 담지 말고 중요하고 핵심적인 것 3-4가지만 강조한다. 밑줄 사용이나 글자체를 변경하여 특별히 강조하고자 하는 부분을 살리는 것이 효과적이다. 전문 용어가 사용되지 않았는지 문장이 환자 입장에서 잘 이해가 되는지 고려한다. 전문가들은 환자 입장에서 질문을 구성하고 답변을 달아주는 방법을 권한다. 내용을 확정하기 전에 동료 의사나 몇몇 환자들에게 검토를 부탁하는 것이 필수적이다.

가장 기본적이지만 효과가 높은 보조 도구는 의사가 직접 교육 내용을 메모지에 써주는 것이다. 특히 다른 약을 투약 중이던 환자가 새로운 의사에게 처음 방문 시, 새로운 약을 처방하거나 투약 양이나 투약 시기가 바뀔 때, 환자가 투약 방법에 혼동을 가질 때 필요하다.

(5) 기타

인체 모형, 챠트, 비디오테이프, 컴퓨터 소프트웨어도 외래 환자 교육에 유용하다. 홈페이지를 통해 자료를 올리거나 1 대 1 상담을 통한 교육도 유용하다.

3. 순응도

치료를 위해 꼭 필요한 약을 처방해도 어떤 이유로든 환자가 약을 먹지 않으면 그 치료는 효과가 없다. 순응도란 의사의 처방이나 충고에 대해 환자의 행동이 얼마나 일치하는가 하는 개념이다. 예약 시간을 지키는 것, 용법대로 약을 복용하는 것, 생활 습관의 변화를 노력하는 것 등이 포함된다. 순응도가 좋다 혹은 나쁘다는 것에 대한 기준을 정하기는 어렵다. 고혈압 환자에서는 처방된 약의 80%를 복용하면 순응도가 좋다고 규정하기도 하는데, 최소한의 혈압 강하 효과를 기대할 수 있는 수치가 80%이상이었기 때문이다(Sackett 등, 1975).

1) 순응도에 영향을 미치는 요인

(1) 환자 요인

환자의 나이, 성별, 결혼 여부, 교육 수준, 지능, 경제력 등은 순응도와 큰 연관성이 없다. 자신의 질병에 대한 병식, 치료 동기와 신념 등 질병과 관련한 환자의 인지적 요소들이 순응도와 관련된다. 특히 1-2주간의 단기 치료인 경우에는 환자의 인지적인 요소만 잘 충족되어도 만족할 만한 효과를 기대할 수 있다.

(2) 질병 요인

만성 질환이나 정신 질환은 순응도가 떨어진다. 장기 치료가 요구되는 대부분의 질병에서 순응도는 50% 미만이다. 특히 정신분열증, 망상형 질환, 인격 장애의 순응도는 다른 정신 질환보다도 낮다. 여러 가지 증상을 가진 환자일수록 순응도는 낮은 경향이다. 후유 장애의 빈도나 정도가 심한 질병의 순응도는 상대적으로 높다.

(3) 처방 요인

생활 양식이나 습관의 변화에 대한 순응도는 약물 복용에 비해 떨어진다. 의사의 금연 권고를 1년 이상 실행한 환자는 4% 정도이다. 처방 약의 가짓수가 많을수록, 복용 횟수가 많을수록 순응도가 낮다. 작용 시간이 긴 주사제는 내복 약보다 순응도가 좋다. 약물 부작용이나 비싼 치료비는 순응도를 낮춘다.

(4) 의사 요인

하루 1회 복용하는 약물이 있음에도, 의사가 특별한 이유 없이 하루 4회 복용하는 약을 처방하여 순응도가 낮아진다면 처방 요인이기 이전에 의사 요인으로 보아야 한다. 진료에 대한 기대치가 만족되고 양질의 진료를 받았다고 느낄수록 순응도가 좋다. 의사에 대한 개인적인 친밀감을 느끼는 경우에 순응도가 좋다.

(5) 가족 요인

가족의 지지는 순응도를 높인다. 특히 장기 처방인 경우 지속적인 가족들의 뒷받침이 있어야 순응도를 유지시킬 수 있다.

2) 순응도 평가

재진 약속에 나타나지 않는 환자는 일단 순응도가 나쁘다고 보아야 한다. 순응도를 평가하는 가장 손쉬운 방법은 외래 예약 장부를 활용하여 특정일의 미진료 환자를 파악하는 것이다.

치료 반응, 즉 치료 목표에 도달 여부도 순응도를 평가하기 위해 흔히 고려되는 판단 기준이다. 그러나 순응도가 좋은 환자이지만 진단이 잘못되거나 처방이 부적절한 때에는 치료 결과가 좋지 않을 수 있다.

처방된 약물을 얼마나 복용했는지 환자에게 직접 물어보는 것도 순응도를 평가하는 쉬운 방법이다. 그러나 권위적인 어투를 사용하면 대부분의 환자는 약을 먹지 않은 것(자신의 잘못)을 부인한다. '꼬박꼬박 약 드시는 게 쉽지 않지요? 지난 주간에는 몇 번 정도 약을 못 드셨나요?'처럼 환자의 체면을 살려주면서 질문하는 것이 요령이다.

재진 방문 시에 남은 약을 모두 가져오게 하는 방법도 있다. 많은 약이 남아있다면 나쁜 순응도를 나타낸다. 그러나 환자들은 남은 약의 일부만을 의사에게 보이는 경향이 있기 때문에 순응도를 과대평가할 위험성을 내포한다.

혈액이나 소변에서 약물 농도를 측정하는 것도 순응도를 평가하는 방법이다. Phenytoin, phenobarbital 등의 항전간제, digoxine, theophylline, 삼환계 항우울제, 리튬 등에 적용 가능하다. 그러나 검사하는 방법이 복잡하고 반감기가 짧은 약물에 대해서는 적용하기 어렵다.

3) 낮은 순응도의 예방 및 교정

외래 환자의 순응도를 높이기 위해 대기 시간을 가능한 줄여야 한다. 재진 약속을 정할 때 의사가 일방적으로 정하지 말고 환자의 의견을 물어 서로 조절한다. 정확한 날짜와 시간까지 정해주는 것이 효과적이다. 약속된 시간을 지키기 위한 의사와 간호사의 노력이 있어야 최대의 순응도를 기대할 수 있다.

환자가 자신의 치료에 적극적으로 참여하도록 한다. 스스로 예약 시간을 정하고, 치료나 진단 과정에 환자가 참여하고 있다고 느낄수록 순응도가 좋다. 치료 과정에서 의사의 책임보다 환자의 책임이 강조될수록 순응도가 좋다.

약물을 처방할 때 불필요한 약물의 처방을 줄이고, 복용 횟수를 최소화하며 치료 목표를 이루기 위한 최소 용량으로 처방하는 것이 순응도를 높인다. 부작용의 발현을 최소화한다. 삼환계 항우울제와 같이 잠이 오는 부작용이 있는 약은 하루에 한 번 취침 전에 복용토록 한다. 반감기가 긴 주사제나 경피 투여가 가능한 패치제의 사용도 순응도를 높인다.

약속된 시간에 나타나지 않는 환자를 간과하지 말고 전화, 우편 등의 방법으로 연락을 취하여 다시 약속 시간을 정해준다. 만성 질환일수록 질병의 전 치료 과정을 통해 순응도가 평가되어야 하고 지속적인 중재가 필요하다. 교육 자료의 배포, 건강 교육 요원을 통한 약물 및 순응도 상담, 가정 방문, 혈압 자가 측정, 그룹 토의 등의 방법들을 시도할 수 있다. 이러한 일은 의사만이 할 수 있는 일은 아니며 간호사, 약사, 건강 교육자, 심리학자, 영양사 등에 의해 이루어질 수 있고 건강 관련 전문가가 아닌 인력에 의해서도 성공적으로 달성될 수 있다.

단기간의 치료를 위한 경우 간단하고 단순한 교육 자료의 제공만으로도 만족스러운 순응도를 기대할 수 있다. 치료 기간이 긴 경우에는 전화나 우편을 통한 재진 및 미진료의 확인 과정이 필요하다. 진료할 때 순응도가 좋은 환자들을 간단한 말로 칭찬해주며, 그렇지 못한 환자들을 북돋아주는 대화가 필요하다. 낮은 순응도를 '문제'로 인식하고 발견하려는 노력이 가장 중요하다.

참고 문헌

정유석. 환자교육과 순응도. 대한가정의학회 편. 최신가정의학. 서울:한국의학; 2007. p. 59-70.

Kelly RB, Falvo DR. Patient education. In: Rakel RE editor. Textbook of Family Medicine. 7th ed. Philadelphia: WB Saunders Company; 2007. p. 285-92.

Meichenbaum D, Turk DC. Facilitating treatment adherence. New York: Plenum press; 1987.

Rakel RE. Establishing rapport. In: Rakel RE editor. Textbook of Family Medicine. 7th ed. Philadelphia: WB Saunders Company; 2007. p. 269-83.

Sackett DL, Haynes RB, Gibson ES et al. Randomized clinical trial of strategies for improving medication compliance in primary hypertension. Lancet 1975; 1: 1205.

Schumaker SA, Schron EB, Ockene JK. The handbook of health behavior change. New York: Springer; 1990.

Simons-Morton DG, Mullen PD, Mains DA et al. Characteristics of controlled studies of patient education and counseling for preventive health behaviors. Patient Educ Couns 1992; 19: 175.

Society of Teachers of Family Medicine. Patient education: a handbook for teachers. Report of the national task force on training family physicians in patient education. Kansas City, MO, Society of Teachers of Family Medicine, 1979.

제 10 장

노인 환자의 면담 및 진찰 【김종성】

1. 기초 지식

Geriatrics(노인의학)은 geras(elders: 노인)와 iatrikos(care: 치료, 보살핌)라는 그리스어에서 유래하였으며 노인을 대상으로 하는 의학이다. 한편 gerontology(노인학, 노년학)은 geras와 logy(logos: 연구)의 합성어로 노인과 관련된 인문사회과학을 포함하는 광범위한 노인 학문이며, 노화학은 노화(aging)의 원인 및 기전에 대해 연구하는 기초 의학 학문이다.

노인의학이 독립적인 의학의 한 분야로서 중요해진 배경에는 다음과 같은 이유가 있다.

① 노화 기전이나 유전적 조절 등에 대한 학문적 관심 증가

② 노인 인구의 급증으로 인해 악성 신생물이나 만성 퇴행성 질환 등의 노인병 증가 및 이에 따른 의료비 상승

③ 노인 질병을 노화 현상으로 무시하던 부정적인 태도가 의학적 요구 및 사회적 필요성에 의해 변화

임상 의사는 노화 현상에 대한 생물학적인 측면과 노인성 질환에 관한 의학적 측면은 물론이고 노인의 삶과 관련한 사회심리학적 측면, 정책적, 법적, 윤리적인 측면까지 광범위한 이해를 노력해야 한다.

1) 노인의학 개요

(1) 노인의 정의

UN은 65세 이상을 노령, 80세 이상을 고령으로 분류하며, WHO(세계보건기구)는 60-75세를 노인, 76-90세를 고령, 90세 이상을 초 고령자로 분류한다. 미국 상원 노화특별위원회는 55세 이상을 노령, 65세 이상을 노인, 75세 이상을 고령, 85세 이상을 초 고령자로 분류한다. 우리나라는 노인복지법 및 국민기초생활보장법에서 65세 이상을 노인으로 규정하고 있다. 국민연금법은 60세 이상을 노인으로 규정하여 노령연금 급여대상으로 정하고 있고, 고령자고용촉진법은 50세 이상 55세 미만인 경우를 준 고령자, 55세 이상을 고령자로 분류하고 있다.

(2) 노인 인구 비율에 따른 국가 분류

일반적으로 65세 이상의 노인 인구 구성 비율이 4% 미만이면 유년사회, 4-7% 미만일 때 성년사회, 7-14%미만일 때 노년사회 또는 고령화 사회, 14-21%미만일 때 고령화 사회, 21% 이상일 때를 초 고령사회로 부른다. 한편 UN은 전체인구 중 65세 이상의 고령인구 비율이 7%이상-14%미만일 때 고령화 사회(aging society), 14%이상-20%미만일 때 고령사회(aged society), 20%이상일 때를 초 고령사회(super-aged society)로 분류하고 있다.

한국인의 평균 수명은 1950년대 후반 52.4세, 1970년 63.2세, 1980년 65.8세(남 62.7, 여 69.1), 1990년 71.3세, 2001년 76.5세(남 72.8, 여 80.0), 2002년 77.0세(남 73.4, 여 80.4)로 계속 증가하는 추세이다. 65세 이상의 노인 인구 구성비는 1975년 3.5%, 1985년 4.3%, 1990년 5.1%(미국 11.7%)이었다가 2000년에 7.2%로 노년사회(또는 고령화 사회)에 진입하였고 2003년 8.3%, 2004년 8.7%, 2005년 9.1%, 2008년 10.3%이며, 2018년에는 14.3%로 고령사회에 진입하고, 2026년에 20.8%로 초 고령사회에 도달할 것으로 전망된다(통계청, 2008).

(3) 노인 의료비

미국 국민의 75%가 매년 1회 이상 의사를 방문하고 1인당 연간 평균 3회를 방문하고 있다(여성 3.5회, 남성 2.4회). 75세 이상의 고령자가 1인당 연간 평균 6.5회로 가장 많이 방문하고 있다(Rakel, 2007). 1980년부터 우리나라의 전체 국민 의료비가 연 18%로 증가한 반면 65세 이상의 노인 의료비는 연 25.6%의 속도로 증가하였다. 전체 국민의 진료비에서 노인 진료비가 1990년에 12.5%, 1998년 22.7%, 2003년 21.3%, 2004년 22.9%를 차지하고 있다. 2004년 노인 의료비는 5조 1,100억원으로 2003년에 비해 16.9% 증가하여 전체 의료비의 증가율 8.9%를 크게 상회한다.

(4) 주요 노화 이론

왜 노화가 오는가를 설명하는 이론들은 크게 두 가지로 양분된다. 하나는 유전자 등에 의해 미리 프로그램이 되어 있다는 것이고, 다른 하나는 시간이 지남에 따른 퇴행성 변화가 축적되어 발생한다는 것이다. 프로그램 이론의 대표적인 것이 '텔로미어' 이론이고, 퇴행성 변화의 대표적인 이론이 '라디칼 또는 산화' 이론이다.

① 유전 조절 이론

DNA 내에 노화가 유전적으로 입력되어 있다. 텔로미어라는 유전자에 의해 세포의 수명이 정해진다. 세포가 일정 수 이상의 분열을 한 뒤에는 분열 기능을 잃어버리는 'Hayflick' 현상을 설명하는 가장 좋은 해답이다. 사람의 섬유세포는 약 50회 분열 이후에는 분열을 멈추어버린다. 사람의 텔로미어는 TTAGG 염기서열이 반복된 구조로 되어있다. DNA가 복제할 때마다 DNA 양 끝의 telomere가 계속 조금씩 짧아진다. 생식세포를 제외한 모든 체세포에는 telomere의 길이를 유지해주는 telomerase 활성이 없다. 그 외에도 얼마나 빨리 늙을 것인지, 얼마나 오래 살 것인지를 결정하는 생체학적 시계들이 있다(표 10-1). 최적의 환경에서 여러 종의 동식물들이 성숙하고 늙어가며 죽는 과정이 서로 다른 형태로 나타난다.

일란성 쌍생아는 이란성 쌍생아보다 더욱 유사한 노화 과정을 보인다.

표 10-1. 노화 관련 유전자

노화를 일으키는 유전자	· Telomere · P53 유전자	50회 가량 세포 분열을 한 이후에 사망한다(Hayflick 현상). 생식세포를 제외한 모든 체세포는 telomere의 길이를 유지해주는 telomerase의 활성이 없기 때문에 DNA가 복제할 때마다 DNA 양쪽 끝의 telomere라는 유전자가 계속 조금씩 짧아지게 된다. 암세포에는 telomerase가 있어 분열 증식을 유지한다.
조기 노화 유전자	· Werner 유전자	Werner 증후군(상염색체 열성 유전의 조기 노화병)
노인 질병 유전자	· Apolipoprotein E ε4	알쯔하이머 병
노화를 늦추는 유전자	· Daf 유전자 · 유전자 다형성증	daf-2, daf-16, daf-23, age-1, clk-1 등의 돌연변이가 있으면 수명이 3-5배 증가(하등 동물 연구)
종간의 수명 차이를 결정하는 유전자	· 수명 연장 유전자	염색체 4번에 노화 관련 유전자 확인

② 산화 스트레스 이론(oxidative stress theory)

산소가 대사되면서 O_2^-, HO^-처럼 최외각 전자가 쌍을 이루지 못해 불안정한 형태의 자유기들이 생성된다(표 10-2). 이러한 자유기가 다른 물질에서 전자를 뺏어오기 때문에 세포막, DNA, 단백질을 변형시키고 손상을 준다. 자유기를 제거하는 superoxide dismutase(SOD), catalase, peroxidase 등의 효소들, 자유기를 제거하는 albumin, ceruloplasmin 등의 단백질, 자유기를 가라앉히는 비타민 E, 비타민 C, glutathione 등의 항산화제들이 라디칼에 의한 세포 손상에 대응한다.

표 10-2. 자유기 생성원

일반적 요인	· 나이 · 대사 · 스트레스
식이 요인	· 식품 첨가제 · 알코올, 커피, 설탕 · 동물성 식품 · 바베큐, 굽거나 튀기거나 고온에 요리한 음식 · 태운 음식 · 제초제 · 살충제 · 수소화된 식물성 기름
화학적 요인	· 대기 오염(일산화탄소, 오존, 담배 연기, 벤젠, 석면, 염소, 포름알데하이드, 톨루엔 등) · 화학 용제(청소 제품, 접착제, 페인트, 페인트 희석제) · 비처방 의약품과 처방약 · 살충제 · 수질 오염(클로로포름, 염소 처리 등) · 향수, 헤어 스프레이
방사에너지 (radiation)	· 우주 광선 · 전자 기계 · 의료 및 치과 X-선 · 라돈 가스 · 태양 광선

③ 마모(wear and tear) 이론

신체 기관과 세포들이 과용과 남용으로 인해 손상을 받는다. 음식물이나 환경 속에 존재하는 지방, 당분, 카페인, 알코올, 니코틴, 자외선 등의 독소와 신체적, 정신적 스트레스에 의해 마모된다. 또한 이를 보상해주는 회복 체계의 기능이 나이가 들면 저하된다. 신체 기관과 세포의 기능을 회복하고 유지시키는 노화방지 치료를 시도하는 근거이다.

④ 신경호르몬 이론

중요한 신체적 요소들을 지배하는 생화학 물질의 복합적 연결망이라 할 수 있는 신경 호르몬계에 중점을 둔 소모 이론이다. 수많은 신체 기능을 조절하기 위한 호르몬들은 시상하부의 지배를 받는데 나이가 듦에 따라 시상하부의 조절 능력이 떨어진다. 다양한 호르몬 보충을 통해 노화방지 치료를 시도하는 근거이다.

2) 노인의 신체적 특성

노화란 연령이 증가함에 따라 내적 및 외적 환경에 대한 적응을 어렵게 만드는, 신체의 구조와 기능의 점진적인 저하를 말한다. 노화의 특성은 질병이나 사고가 아닌 연령 증가에 따른 내적인 변화에 기인하는 내인성(intrinsicality), 서서히 진행되는 점진성(progressive), 예측이 가능하고(predictable), 피할 수 없다는 점(inevitable), 누구에게나 모든 장기에 발생하는 보편성(ubiquitous or universality), 여러 질병의 합병을 초래하여 궁극적으로 사망을 초래하는 쇠퇴성(deleterious)이다. 노화의 정도가 개인의 생활 습관, 환경적 요인, 유전적 차이에 의해 사람마다 다르게 나타나는 개인적 변이성(individual variability) 역시 노화의 특성이며 사람 내에서도 기관계마다 각기 다른 속도로 일어난다. 신체적, 생화학적, 호르몬 표지자들의 상태를 종합적으로 평가하여 생물학적 연령(biological age)을 측정함으로써 건강 증진 영역에서 유용한 평가 자료로 활용되기도 한다.

(1) 신체 계측

신장이 5 cm 정도 감소한다. 골밀도 감소, 연골층 감소, 추간판 축소, 척추 만곡 때문이다. 체중은 개인에 따라 변화가 심하다. 30세 젊은이에 비해 80세의 노인은 체지방이 10% 증가하지만 피하 지방은 감소한다. 결국 골격근과 내장에 지방이 많아진다. 단백질의 양은 20% 정도 감소한다. 수분 함량은 10% 정도 감소한다. 이러한 변화는 노인의 영양 계획, 대사 활동, 약물 치료에 많은 영향을 미친다. 특히 diazepam과 같은 지용성 약물의 분포는 노인에서 2배 이상 증가한다. 배설 반감기가 보통 성인에서 24시간 정도이지만 노인에서는 거의 90시간까지 연장된다.

(2) 근골격계

근력의 변화는 미미한 반면, 근섬유의 퇴행성 변화로 근육 덩어리가 감소하고,

근육 위축으로 인해 근육의 활동성은 현저히 떨어진다. 횡격막은 지속적으로 움직이기 때문에 노화에 따른 변화가 적다. 관절 연골이 불투명해지고 딱딱해져 연골이 얇아지고 탄력성을 소실한다. 관절의 운동 범위가 감소하며 연골막이 손상되어 통증을 동반한 기능저하를 보인다. 70세가 되면 골 조직이 남성에서 15%, 여성에서 30% 정도 감소하며 무기질 성분이 섬유성 성분에 비해 많기 때문에 골절 위험이 높다.

(3) 감각계

① 시각

수정체의 탄력성 감퇴로 조절력이 감소되어 25-30 cm의 근거리 작업이 장애를 받는다. 동공의 크기가 작아지며 수정체의 혼탁으로 백내장이 생긴다. 노인성 백내장은 백내장의 가장 흔한 원인이다. 60세가 되면 20세에 비해 30% 정도의 빛만이 망막에 도달하므로 독서를 위해 더 많은 양의 빛이 필요하다. 수정체가 점차 황색으로 변화하여 색깔 분별 능력, 특히 녹색-청색-자색 사이의 식별력이 감소한다. 즉 청색은 더 어둡고, 노란색은 더 밝게 보이며, 보라색은 식별하기 어렵다. 개방각 녹내장이 노화에 따라 증가하며, 수정체의 두께가 증가하기 때문에 폐쇄우각 녹내장도 증가한다. 65세 이상의 25%가 안압이 21 mmHg 이상인 것으로 보고된다. 시세포의 기능이 감소하고 망막이 변성되어 시력장애가 온다. 황반변성은 노인 실명의 주된 원인이다. 망막의 황반부에 색소상피의 변성과 박리를 일으키고 맥락막에서 신생혈관이 생기게 되어 출혈이 일어나면서 망막 변성을 일으키는 노인성 황반 변성은 65-69세에 5.9%, 70-74세에 12.1%, 75-80세에 27.3%에서 보인다. 안와 조직의 위축으로 상안검은 밑으로 처지고 하안검은 늘어지며 외반증이나 내반증이 흔하다. 눈물 생산이 감소하지만 눈물 구멍의 외반으로 유루증이 흔하다.

② 청각

노인성 난청은 40대부터 양측성으로 시작하고 주로 높은 주파수에서부터 시작한다. 달팽이관의 형태조직학적인 변성으로 인해 감각신경성 난청의 형태를 보인다. 65-75세의 23%, 75세 이상의 40%에서 노인성 난청을 보인다.

③ 미각

단맛에 대한 역치는 큰 변화가 없으나 짠 맛과 쓴 맛의 감각 역치는 현저히 증가한다.

④ 후각

비점막이 위축되어 엷어지기 때문에 흡기의 습도와 온도의 유지, 먼지를 여과하는 기능이 저하된다. 좋은 향기(꽃향기)보다 좋지 않은 냄새(가스냄새)에 대한 후각이 현저히 감소한다.

⑤ 촉각

통증 감각과 눈의 각막 반응이 감소하며 압각에 대한 반응은 남성에서 더 많이 저하된다.

⑥ 균형 감각

운동 감각과 전정 감각의 수용기가 감소하여 자세가 불안정해지고 균형 잡기가 어렵고 낙상을 입기가 쉬워진다.

(4) 생식계

① 남성

전립선 조직은 교원조직으로 대체되고 비대해진다. 전립선 비대증이 50대에 40-50%, 60대에 50-60%, 70대에 70%의 빈도를 보인다. 39-70세 연령에서 총 테스토스테론이 매년 0.4%씩 감소하며, 여성 갱년기와 대비되는 개념으로 50대 이후 남성의 복합적인 증상들을 andropause, ADAM(androgen deficiency for aging male), PADAM(partial androgen deficiency for aging male)이라고 한다. 나이의 증가에 따라 정자 생성의 감소, 발기 시간의 지연, 발기 강도와 사정력의 약화, 사정량의 감소, 불응기의 증대를 보이며, 성욕은 변화가 없거나 증가한다.

② 여성

폐경 후 에스트로젠의 급격한 감소로 자궁의 내막은 얇아지고 교원질은 감소한다. 질 상피세포의 위축과 분비물의 감소는 성교통과 요실금을 유발하기도 한다. 30세부터 난소의 무게 감소, 위축, 섬유조직의 증가, 혈관의 경화, 낭종 형성 등의 변화를 보인다.

(5) 면역계

항원 자극에 대한 반응이 감소하여 감염이 증가한다. 면역 기능 감소는 주로 T 세포 기능의 감소 때문이다. 흉선 호르몬의 감소를 보인다. 대식세포는 변화가 없다. 류마티스성 인자, 핵산, 면역글로불린 및 thyroglobulin에 대한 자가 항체 출현이 증가한다.

(6) 심혈관계

안정 시의 맥박 수는 큰 변화가 없으나, 최대 심박수가 감소하고 심 박출량은 30세 이후 매년 1%씩 감소하여 쉽게 피로를 느낀다. 혈관 탄력성의 감소로 수축기 혈압이 계속 증가하며, 이완기 혈압은 60세까지 계속 증가하다가 이후에 유지되거나 감소한다. 심근의 섬유화와 경동맥 경화가 반사 기능에 영향을 주어 박동수와 리듬에 변화가 올 수 있다. 경동맥 수용체의 과민으로 심한 호흡성 부정맥이 오고, pacemaker의 마비로 nodal rhythm이 올 수 있다. 심방 벽의 변화로 심방 조동, 심방 세동, 조기 수축이 흔하다.

(7) 호흡기계

폐의 탄력성이 떨어져 70세에 폐활량은 40-50% 정도 감소하며 잔기량은 30-50% 정도 증가한다. FVC와 FEV1이 감소하고 특히 FEF25-75%가 뚜렷하게 감소한다. 폐쇄 용적(closing volume)이 증가하여 분비물이 폐에 고이기 쉽고 점액-섬모 운동의 이상으로 기도의 자정 능력이 감소하며 기침 반응이 약하다.

(8) 소화기계

① 구강

치아 법랑질(enamel)과 상아질(dentin)이 마모되고, 치아 수질(pulp)의 칼슘이 감소하며, 치주 질환이 증가하여 치아가 소실된다. 타액 분비의 감소로 연하곤란과 점막 손상을 초래하고, 구강 건조로 세균의 침입이 용이해지며 마른 음식을 삼키기 어렵고 미각이 감소한다.

② 식도, 위

식도 연하작용의 불균형으로 음식물이 폐로 흡입될 가능성이 높아진다. 위벽의 긴장 저하로 위 무긴장증(atony)과 위하수가 되기 쉽고 위축성 위염이 흔하다.

③ 소장, 대장

점막 융모의 단축을 보이고 칼슘, 철, 비타민 A, B, C의 흡수가 감소하나 전체적인 흡수 기능은 큰 영향이 없다. 대장의 연동 운동과 탄력성의 감소로 변비가 흔하며, 게실은 60세 이상 노인의 1/3 정도에서 나타난다.

④ 간, 담낭, 췌장

간 내 효소계의 효율 감소로 약물 대사에 영향을 준다. 담석 발생 가능성이 증가하며 췌장의 소화효소 분비나 중탄산염 분비는 변화가 없다.

(9) 비뇨기계

신장 피질의 손실이 두드러지며 30대에 비해 80대는 신장의 크기가 25-50% 감소한다. 네프론의 수와 크기가 감소하여 요 농축력 및 희석력이 감소한다. 75세가 되면 사구체의 전반적인 경화가 30% 정도 나타나며, 동맥의 노화 현상으로 신장의 혈류가 감소하고 사구체 여과율이 감소하며 혈중 BUN 농도가 청년보다 50%까지 증가한다. 혈중 크레아티닌 농도는 변화가 없는데 근육량이 감소하기 때문이다. 신장에서 비타민 D의 hydroxylation 과정이 감소한다. 방광 용적이

500-600 mL에서 250 mL 정도로 감소하고, 방광의 근력 저하로 배뇨 후에 다량의 소변이 방광에 잔류하며 빈뇨와 절박뇨가 흔하다.

⑽ 신경계

30세 이후부터 뇌세포가 3000개/일 정도 감소하고 대뇌의 중량이 20세에 비해 80세에는 70% 정도이다. 대뇌 혈류량은 30세에 비해 70세는 15-20% 감소한다. 회백질, 소뇌, 해마의 신경세포 상실로 기억 장애를 유발한다. 신경 수상돌기 간의 상호 연결 감소로 신경전달의 양이 감소하여 자극의 전달이 탈락되기도 한다. 4단계 수면의 감소와 짧은 각성이 여러 번 일어나 실제 수면 양에 비해 심한 수면 부족 현상을 보이며, 자율 신경계의 기능이 느려지고 활성화 후의 회복도 늦어진다.

⑾ 혈액계

적혈구 수, 혈색소 농도, 혈소판 및 백혈구 수는 큰 변화가 없으며 백혈구의 항균 작용도 대개 잘 유지된다. 빈혈은 노인에서 흔하지만 노화에 따른 변화는 아니며 대개는 영양 결핍, 실혈, 종양 등에 의해서 나타나며 원인이 불분명한 경우도 있다. 골수세포가 지속적으로 활동하지만 골수의 양은 감소하고 지방세포로 대체된다. 혈장 중의 철분과 철결합능(TIBC)은 감소하고 혈침 속도는 증가한다.

⑿ 내분비계

성장 호르몬은 20대 이후에 매 10년마다 14.4%씩 감소하여 60대는 20대의 1/4 이하가 된다. 스트레스에 대한 ACTH의 반응이 저하된다. 삼투압 증가시의 ADH 반응이 증가하여 SIADH가 쉽게 유발된다. T4와 TSH는 변화가 없으며 T3는 25-40% 감소한다. 신체 내 지방이 상대적으로 증가하면서 인슐린 저항성이 증가한다. 부신호르몬의 분비가 감소하나 대사율과 요 중 배설률 저하로 혈중 농도는 유지된다. 알도스테론의 혈중 농도가 저하된다.

(13) 피부 및 체모

표피, 진피, 피하 조직 중 바깥층인 각질층은 큰 변화가 없으나 표피층과 진피층 사이에 있는 기저 세포층의 기저 세포, 멜라닌 세포 등이 감소한다. 특히 피부 면역 반응에 관여하는 Langerhans 세포는 급격히 감소하여 피부 면역 반응이 감소된다. 멜라닌 세포가 감소하여 태양 광선으로부터 차단 효과가 억제되며 피부암의 증가를 초래한다. 진피를 형성하는 교원섬유나 탄성섬유가 위축하여 탄력을 소실한다.

피부 표면은 피지선에서 분비된 지질과 한선에서 분비된 수분이 적당히 조합되어 지질막을 이루며 '때'를 만들게 되나 노인에서는 피부의 혈액순환이 나빠져 지선과 한선의 기능이 저하되고 피부의 '때'가 없이 딱지가 되므로 노인성 습진, 노인성 소양증이 되기 쉽다. 피부가 위축하여 엷어지므로 모근이 엷어지며 혈액순환도 쇠퇴하므로 모근부의 멜라닌 세포에서 멜라닌 생성이 저하되어 백발이 많아진다. 모발의 대사가 저하되어 털이 빠져나가는 속도를 생기는 속도가 따라가지 못해 모발은 엷게 되고 대머리가 된다.

(14) 심리 변화

정신 상태의 능력은 감소되지 않으며 인생 전반에 걸쳐 학습 능력은 유지된다. 정보의 저장에 더욱 많은 시간과 노력이 필요하게 되며 단기 기억 능력이 감소한다. 장기 기억 능력은 50세까지 계속 증가하고 70세까지는 유지되며 그 이후에 감소하기 시작한다. 노화에 의한 지능 감소는 매우 미미하고 정보저장, 어휘, 이해 능력과 같은 언어 영역 검사는 잘 유지된다. 그림 따라 그리기와 같은 수행 능력은 감소한다. 문제와 무관한 자극에 의해 산만해지면 주의력이 떨어진다. 노인에게 정보를 전달할 때는 핵심만을 말하고 반복하는 것이 좋다. 경제 형편이 나빠지고, 재정 수입원이 감소되고, 친구를 상실하며, 활동력이 감소되지만 일반적으로 삶의 만족도가 감소하지는 않는다.

젊은이보다 스트레스에 대한 반응이 적은 것으로 보고되며 예측할 수 있는 변화는 예측하지 못하는 경우보다 잘 적응한다. 즉 중년에 닥친 남편의 상실보다는 노년의 남편 상실이 스트레스의 강도가 적게 나타난다. 스트레스에 대한 대처로 젊은 사람이 수다, 휴식, 이완, 스스로의 고립 등을 택하는 반면 노인은 일하기, 종교 생활, 문제를 무시하기 등의 방식을 취한다. 주변 환경을 조절하는 통제 능력을 상실함으로써 절망감과 우울이 나타난다. 특히 불구의 상태일 때 절망감이 빈번하며 조기 사망을 가져오기도 한다.

3) 노인 질환의 임상 특성

젊은 사람의 질병에서는 노화 현상의 역할이 작지만 노인 질환에서는 아주 중요하다. 노화, 만성 질환, 급성 질환의 3가지 합성 효과가 노인 질병의 임상적 표현, 발견, 치료에 영향을 미치기 때문이다.

(1) **증상이 보고되지 않는다**(Under-reporting of illness)

- 환자의 미보고(ageism)
- 주변의 무반응(unresponsive system of care)
- 노인의 우울과 부정
- 사회로부터 소외(고립)
- 경제적 부담

등의 이유로 증상을 보고하지 않는 경우가 많다.

(2) **질병의 분포가 다르다**(Changes in the pattern of illness)

노인 집단에서 흔한 질병의 종류가 젊은이와는 다르다. 고관절 골절, 파킨슨씨병, 류마티스성 다발성 근육통, 심혈관 질환, 암, 영양 결핍, 점액부종, 결핵 등이 이에 해당한다. 예를 들어 황달 증후가 나타날 때 젊은 환자에서는 당연히 바이러스성 간염을 먼저 의심하겠지만 노인에서는 담낭의 문제나 암과 관련될 가능성에 비중을 두어야 한다.

(3) 비전형적인 표현이 많다(Altered response to illness)

노인 질병의 증상은 기능적 독립성의 저하로 나타나는 경우가 많다. 건강 쇠퇴, 음식 섭취의 감소, 자신을 돌보는 능력의 변화, 낙상 및 골절 등이 급성 질환의 발생이나 만성 질환의 악화를 표시한다(표 10-3). 우울증이 인지 장애로 나타나거나, 갑상선 기능저하증이 무감동과 정신운동 지체로 나타날 수 있다. 또한 증상이 나타나지 않는 경우도 많다. 열을 동반하지 않는 폐렴이나 패혈증, 통증이 없는 심근 경색, 통증이 없는 복막염 등을 들 수 있다.

표 10-3. 노인 질환의 흔한 증상들

· 영양 섭취 감소	· 의식 저하
· 낙상 및 골절	· 치매 발병 또는 악화
· 실금	· 체중 감소
· 어지럼증	· 노쇠
· 자신을 돌보는 능력 감소	· 거동 불능 및 병상 의존

제 III 부

의학면담

(4) 다발성 병리(Multiple pathology)

① 약물 선택

65세 이상 노인의 85%는 하나 이상의 만성 질환을, 30%는 3개 이상의 만성 질환을 가진다. 동시 다발적인 문제들은 여러 면에서 진료를 복잡하게 하며 약물 선택에 신중해야 한다. 예를 들어 베타 차단제는 만성 폐쇄성 폐질환이 없는 경우에는 항고혈압제로서 훌륭한 선택이 될 수 있지만, 만성 폐쇄성 폐질환이 있는 경우에는 아주 나쁜 선택이다.

② 은폐(Mask)

어떤 질병이 다른 질병의 증상을 감출 수 있다. 예를 들면 류마티스 관절염이 관상 동맥 질환과 협심증의 증상이 나타나는 것을 방해한다.

③ 강화(Intensify)

어떤 질병이 다른 질병을 악화시킬 수 있다. 좌측 고관절과 슬관절의 골관절염이 있는 노인에서 우측 족관절 염좌가 발생했을 경우 걸을 때 더욱 심한 스트레스가 좌측 고관절과 슬관절에 전달된다. 손상 받지 않은 고관절과 슬관절의 통증으로 1-2주 후 다시 의사를 찾아올 수 있다.

④ Polypharmacy

다수의 약을 먹다보면 약물에 의한 예기치 못한 질병이나 문제를 초래할 수 있다(iatrogenic illness).

(5) 폭포상 효과(Cascade effects)

한 가지 문제가 두 번째 문제를, 두 번째 문제가 세 번째 문제를 일으키게 되는데 이것이 복잡한 양상을 보이며 악순환 될 수 있다. 불면증 치료로 사용한 수면제의 부작용으로 섬망을 일으키고, 섬망 때문에 낙상을 일으켜 고관절 골절이 일어나게 되는 경우이다. 활동 감소로 인한 변비에 의해 식욕 감소와 구토로 탈수가 일어나고 그 결과 기립성 저혈압을 일으켜서 낙상을 입는 경우도 마찬가지다.

4) 노인 학대(Elder abuse)

노인은 각종 질병에 걸리기 쉽고 흔히 방임에 의한 학대를 가장 많이 받는다. 노인은 인지 능력이 떨어지기 때문에 경제적인 문제와 관련된 의사 결정을 다른 가족에게 빼앗기기 쉽고, 가족이나 다른 사람들에게 자신이 평생 벌어 놓은 재산을 질병, 죽음의 위협으로 포기하거나 넘겨주게 된다.

노년기의 의존성에는

① 경제적 의존(생활비, 용돈 부족)

② 신체적 의존(신체적 기능의 쇠퇴)

③ 정신 능력의 의존(기억-판단력 쇠퇴)

④ 사회적 의존(대인관계, 친목모임 참석)

⑤ 정서적 의존(정서적 안정감)이 있다.

노인복지가 잘된 국가에서는 앞의 4가지를 국가나 사회복지 서비스 기관의 도움으로 해결할 수 있으므로 정서적 의존성만 가족이 돌보면 충분하다. 우리나라에서는 5가지 의존성 모두 성인 자녀의 책임이 되므로 가정 내의 폭력이나, 학대, 무관심, 유기 등의 문제를 일으킬 소지가 많다. 일차 진료 의사는 노인 학대를 발견하고 적절히 개입할 수 있는 좋은 위치에 있을 뿐 아니라 진료를 통해 위험 요인을 사전에 발견하여 제거함으로써 노인 학대를 예방할 수도 있다.

(1) 유병률

대검찰청의 통계에 의하면 1994년에 존속 상해 및 폭행 954건, 존속 살해 32건이 발생하였고, 한국형사정책연구원 조사에 의하면 존속살해범죄는 매년 40건 정도가 발생하고 있다. 그러나 학대받은 노인의 경우 이에 대해 적극적으로 대응하는 비율이 낮음을 감안하면 실제로는 훨씬 더 많은 폭력이 발생하고 있음을 짐작할 수 있다. 서울시 거주 60세 이상 노인 593명을 대상으로 조사한 결과 65%가 폭언이나 모욕, 방치, 부양 거부로 인한 거처 이전 등 학대 피해의 경험이 있었다. 그러나 대다수가 도움을 요청하거나 경찰에 신고하는 등의 적극적인 대응을 하지 않고 아는 사람에게 하소연하거나 그냥 참았다고 응답하였다.

노인 학대의 유병률은 남녀가 비슷하지만 여자가 남자들보다 폭력으로부터 받는 신체적, 정신적인 후유증이 더 크다. 미국의 경우에도 노인 학대의 정의나 보고의 어려움 때문에 정확한 자료가 부족한 실정이며 대략 노인의 4%가 중등도 이상의 학대를 받고 있는 것으로 추산한다.

(2) 학대 유형

① 방임(Neglect)

노인을 홀로 살게 하거나 잊고 지냄으로써 일상생활에 필요한 기본적인 것을 부족하게 만드는 것이다. 음식물, 의복, 의약품 같은 생활 필수품을 적절히 제공하지 않는다.

② 신체적 학대(Physical abuse)

발로 차거나 뺨을 때리거나 비틀거나 밀치거나 멍들게 하거나 베이게 하거나 화상을 입히거나 물거나 성적 폭행을 하거나 또는 감금한다.

③ 심리적 학대(Psychological abuse)

놀라게 하거나 협박하거나 모욕하거나 얕잡아보거나 혼자 있게 하거나 명예를 훼손시키거나 어린애 취급을 하거나 이름을 부른다.

④ 경제적, 물질적 학대(Fiscal and material abuse)

노인의 동의 없이 노인을 위하지 않고 그의 재산, 물건을 훔치거나 함부로 써버린다.

⑤ 권리의 침해(Violation of rights)

미리 말하지 않고 또는 노인의 의사를 무시하고 양로원이나 다른 거주지로 이주시킨다.

⑥ 자기 방임(Self-neglect)

노인 스스로 자기 자신에게 음식, 의복, 의약품, 위생, 사회적 자극을 적절하게 제공하지 않는다.

(3) 위험 요인

① 피해자 요인

건강이 좋지 않거나, 여자이거나, 고령이거나, 경제적으로 다른 사람에게 의존해야 하거나, 젊어서 다른 가족을 학대한 과거력이 있거나, 일상생활 활동을 타인에게 의존해야 하거나, 치매나 정신과적인 문제가 있거나, 괴팍한 행동으로 보호자에게 스트레스를 주는 경우이다.

② 가해자 요인

대부분 학대자는 피해자와 가족 관계에 있고 오랫동안 피해자로부터 보살핌을 받아 온 사람들이다. 노부모를 부양해야 하는 성인 자녀들은 스스로가 신체적-생리적 노화를 경험하는 중년세대이다. 이들은 자녀 양육과 교육, 직장에서의 지도적 위치, 경제적 곤란에 처한 소위 '협공 받는 세대'(sandwich generation)로써 가족 구성원들을 보살펴야 한다는 중압감에 짓눌리게 되어 폭력 반응을 일으킬 수 있다. 최근에는 배우자, 특히 아내가 가해자인 경우가 더 많다. 노인을 돌보는 역할을 혼자 맡았거나, 그 역할의 기간이 오래 되었을 때나, 노인에게 비현실적인 기대를 하는 경우에도 가해자가 되기 쉽다. 노인에게 재정적으로 의지하거나, 술 혹은 다른 약물에 중독된 경력이 있거나, 정신과적인 문제를 갖고 있는 경우도 노인 학대의 가해자가 되기 쉽다.

③ 가족적 요인

가족 간의 갈등이 해소되지 않은 상태에서 노인을 돌보아야 하는 부담이 주어지면 갈등이 증폭된다. 노인이 약자가 되는 의존적 가족 관계가 형성되어 있거나 가족 간의 유대 관계가 약한 경우에 많이 발생한다. 가정폭력의 과거력이 있거나 재정적으로 궁핍한 가정에서 쉽게 발생한다.

(4) 의사의 개입

① 발견

노인 학대를 시사하는 흔한 증상인 범불안은 치매나 잠복성 매독과 관련된 망상증으로 잘못 판단할 수도 있다. 노인 학대의 신체적 소견은 멍이 들거나, 열창을 입거나, 늑골이나 장골의 골절상이나, 끈에 의한 화상 등을 주소로 내원할 수가 있다. 심한 체중 감소, 영양 실조, 탈수 등의 소견이 있으면 노인 학대를 감별진단에 포함시켜야 한다. 설명이 되지 않거나 반복되는 멍이나 골절상이 사지나

몸통의 안쪽에 있으면 구타에 의한 손상을 생각해야 한다. 그러한 상처에도 불구하고 진료를 받지 않았거나 늦게 받았다면 더욱 의심해야 한다. 응급실을 자주 방문하거나, 극히 위생 상태가 불량하거나, 의사가 지시하는 대로 약을 제대로 복용하지 않은 것으로 생각되면 노인 학대를 의심해야 한다. 보호자가 화난 태도를 보이거나, 적대적이며, 환자를 돌보려는 태도가 보이지 않는 경우, 노인에 대한 부양 책임을 벗어나려고 하는 경우, 반대로 과장된 관심을 보이거나, 지나치게 노인을 통제하려고 하는 경우는 노인 학대를 생각해야 한다. 노인이 겁에 질린 태도를 보일 때도 노인 학대를 의심해야 한다(표 10-4).

표 10-4. 노인 학대를 암시하는 진찰 소견

1. Head	- Traumatic alopecia or other evidence of direct physical violence - Poor oral hygiene
2. Skin	- Hematomas - Welts - Bite marks - Burns - Decubitus ulcers
3. Musculoskeletal system	- Fractures or signs of previous fractures
4. Neurologic system	- Cognitive impairment that is a risk factor for elder abuse and influences management decisions regarding competency
5. Genitorectal system	- Poor hygiene - Inguinal rash - Impaction of feces
6. General signs	- 체중 감소 - 탈수 - 위생 불량 - 지연된 진료, 불안 - 잦은 응급실 방문, 낮은 복약 순응도
7. 보호자	- 화를 내거나 적대적인 태도 - 과장된 관심 또는 지나친 통제

② 개입

노인만을 별도로 면담하고 간단하고 직접적인 질문을 한다. 노인의 일상생활을 묻는 것으로 시작한다. 인지 능력과 일상생활 활동 능력에 대한 객관적인 평가도 필요하다. 다른 가족 구성원이나 자주 방문하는 외부인으로부터 얻는 정보도 중요하다. 온몸을 빠짐없이 진찰한다. 위생 불량, 내측 부위의 멍, 시기가 다른 멍, 골절, 화상 등이 있는지 찾아본다. 보행이나 평형 능력을 평가하여 이의 장애로 인한 부상인지 감별한다. 성적 학대가 의심되면 성기를 검진한다.

돌보는 사람이 알코올 중독자이거나, 치매가 있는 배우자이거나, 상처나 태만이 심한 경우는 입원을 시킨다. 입원을 통해 학대 환경에서 분리시켜 학대로부터 보호하고 상태를 파악할 시간을 확보한다. 필요시 전문가나 신뢰할 만한 사람의 도움을 받거나, 적절한 사회 보호 기관에 관한 정보를 제공한다. 피해자의 자신감을 길러주기 위한 시도를 하고, 장기간에 걸친 보호와 감독을 할 수 있도록 조정한다. 목표는 환자와 가족의 생활주기를 가능한 해치지 않으면서 노인을 보호하는 것이다. 노인 학대가 밝혀졌는데도 노인이 바른 인지 능력으로 충분히 생각하여 학대받을 위험이 있는 상황에 남아 있겠다고 하면, 그 의견을 존중하되, 더 이상의 위험을 최소화하는 방법을 강구한다. 필요시 지역의 노인 학대 예방 센터(전국 1577-1389)를 자원으로 활용한다.

③ 의무 기록

객관적이어야 하며 시간 순서대로 기록한다. 상처를 그림으로 표시하고 형태, 수, 크기, 위치, 시기를 명기해둔다. 가능하면 치료 전에 사진을 찍어두거나 X-선 검사를 한다. 경막하 혈종이 의심되면 뇌단층 촬영을 한다. 탈수나 영양 실조가 의심되면 임상 병리 검사를 하여 이를 증명할 객관적인 자료로 삼는다.

④ 예방

일차 진료 의사는 지역사회에서 노인 환자들과 장기간 지속적으로 관계를 맺기 때문에 노인의 생활 환경 및 보호자의 적합성 여부를 잘 알 수 있고, 능동적으로 그 결정에 참여할 수 있다. 학대의 가능성을 증가시키는 문제점이 있는 경우, 정기적인 가정 방문이나 정기적인 건강 검진을 통해 위험에 대비한 감독을 증가시킨다. 필요한 경우 언제든지 의사의 도움을 구할 수 있다고 환자에게 인식시켜 준다.

2. 노인 환자의 면담 및 진찰

노인 환자 평가의 특성은 노인의 복잡한 문제점 파악에 집중해야 하고, 노인의 기능 상태와 삶의 질을 강조하며, 다분야 팀과 평가 도구를 사용하는 것이다.

노인 환자 평가는 두 가지로 구분한다.

① 임상의가 외래에서 경증의 기능장애 혹은 안정적 상태에 있는 노인의 기능 문제와 장애를 알아내기 위한 스크리닝을 목적으로 하는 제한적 평가

② 노인의학 전문의 또는 다영역 팀이 입원 상태에서 심한 기능장애 혹은 상태가 악화되고 있을 때 문제점 파악과 치료 계획 수립을 위해 실시하는 포괄적 평가(comprehensive geriatric assessment, CGA)

원칙적으로 포괄적 평가는 의사, 간호사, 사회복지사, 물리치료사, 심리사, 영양사, 약사, 가정진료 전문 인력, 호스피스 전문 인력 등이 참여하는 노인의학 팀에 의해 수행한다. 모든 노인 환자가 광범위한 포괄적 평가를 필요로 하는 것은 아니다. 기능에 영향 없이 질환이 나빠질 경우 또는 경증의 기능 악화는 외래에서 포괄적 진료를 담당하는 일차 진료 의사가 평가를 담당할 수 있다. 새로운 중증의 또는 진행성 기능 악화는 다영역 팀에서 포괄적 평가를 수행하는 것이 좋다. 건강 상태 악화가 있는 노인, 75세 이상의 노인, 만성 질환을 가진 65세 이상의 노쇠 노인은 포괄적 평가를 규칙적으로(최소한 1년에 1회) 받는 것이 좋다.

1) 노인 면담 및 진찰의 주의점

(1) 병력 청취

노인 질병의 임상적인 특징, 시력과 청력의 저하, 언어 장애, 환자의 이동성 제한, 낮은 협조가 노인 환자에 대한 병력 청취와 진찰을 어렵게 한다(표 10-5). 부정확한 병력 조사가 되지 않기 위해서는 잠재적으로 중요한 증상들을 계통별로 직접 물어보고 친척이나 주위 사람들로부터 정보를 얻는 것도 필요하다. 한 번에

모든 정보를 얻는 것은 불가능하므로 수차례에 걸친 짧은 면담을 통해 자료를 보강하는 것도 좋다. 사회력도 중요하고 우울증이나 약물 복용력도 중요하다.

일반적인 증상을 해석하는 것은 특히 어려운데 피로는 우울증, 심부전, 빈혈, 갑상선 기능 저하증 등 여러 질환이 원인일 수 있고, 수면 장애, 불안, 심부전, 요실금과 야뇨증이 불면의 원인일 수 있다. 요통은 관절염, 암, 대동맥류, 후복막강 종괴 등이 원인일 수 있다. 요실금과 야뇨증은 심부전이나 하지 부종에 의해서 일어날 수 있다.

표 10-5. 노인 환자에서 병력 청취의 어려움

	관련 요인	주의할 점
의사소통	· 시력 감소 · 청력 감소	· 밝은 방을 사용한다. · 소음을 피한다. · 저음으로 천천히 말한다. · 입술을 환자가 볼 수 있도록 마주보고 말한다. · 심한 청력 장애인 경우 간단한 확성기를 이용한다. · 필요한 경우 큰 글씨로 써서 질문한다. · 환자가 대답할 수 있는 충분한 시간을 준다.
과소보고	· 정신운동 수행력의 감소 · 건강 신념 · 두려움 · 우울증 · 질병에 대한 생리 반응의 변화 · 인지 능력의 저하	· 잠재적으로 중요한 증상에 대해 직접 질문한다. · 주변 사람들에게 정보를 얻는다.
비특이적인 증상들	· 질병에 대한 생리반응의 변화 · 특정 질환의 변형된 양상 · 인지 능력의 저하	· 증상이 전형적이지 않더라도 치료 가능한 질환부터 감별한다. · 주변 사람들에게 정보를 얻는다.
다발성 호소	· 다발성 동반질환의 이환 · 신체화 증상(숨겨진 우울증)	· 치료 가능한 상황을 감별하면서 모든 신체적 증상에 주의를 기울인다. · 새롭거나 변화되는 호소에 특별한 관심을 갖는다. · 환자와 여러 번 면담한다.

(2) 신체 검사

노인 신체 검사에서 특히 중요시해야 할 기본 분야들이 있다(표 10-6). 수축기 혈압의 상승은 노인에서도 중요한 심혈관 질환의 위험 인자이며 혈압이 떨어지는 노인에서는 혈압의 체위성 변화에 대한 측정이 필요하다. 비만인 노인은 퇴행성 관절 질환과 심혈관 질환이 악화될 위험이 있다.

노인의 감각 장애는 인지, 정서, 신체 기능에 직접적인 영향을 줄 수 있으나 임상 진료에서 간과하기 쉽다. 구강 검사는 노인의 영양 상태와 관련한 문제를 찾아내는 단서가 되기도 한다. 얼굴, 두피, 목, 팔, 어깨, 흉부 등 피부의 진찰도 무시되기 쉬운 부분이다. 증상이 있는 심 잡음과 심 비대는 더 많은 검사를 필요로 하며 주요 동맥의 촉진 및 청진은 죽상 경화증이 있는 노인에서 유용할 수 있다.

65세 미만 여성의 75%가 정기적인 유방 검진을 받는 반면 75세 이상에서는 4% 만이 정기적인 유방 검진을 받는 것으로 보고된다. 유방암의 50% 이상이 60세 이상에서 나타나며, 2년 주기의 정기적인 유방촬영이 50-75세 사이의 여성에서 유방암으로 인한 사망률을 낮추는데 기여한다.

자궁경부암에 대한 선별 검사가 이전에 여러 번 정상이었다면 그만 실시하여도 되나 실시한 적이 없다면 첫 1년에 2회에 걸친 질 세포진 검사에 이어 3년에 한번 검사를 요한다.

전립선암은 65세 이상 노인에서 사망률 3위를 차지하지만 불행히도 직장 수지 검사와 PSA 검사 모두 전립선암으로 인한 사망률을 감소시키는 데는 효과적이지 못한 것으로 알려진다.

대장의 종양에 대한 대변 잠혈 검사의 유용성은 논쟁의 여지가 있으며 진료 의사의 개별적 판단에 맡겨져 있는 상태이다.

표 10-6. 노인 신체 검사의 기본 항목들

핵심항목	검사 포인트	검사 주기(년)	고려 사항
혈압/체중	· 고혈압 · 비만	1	· 노인에서 수축기 혈압의 상승은 심혈관 질환의 중요한 위험인자 · 증상이 있는 경우 체위 변화에 대한 혈압 측정이 필요
눈	· 시력 저하 · 백내장 · 녹내장 · 황반 변성	2	· 인지 능력의 변화나 기능적 변화와 관련된다. · 백내장 수술이 전반적 기능을 향상시킬 수 있다.
청력저하	· 감각신경성 · 노인성	2	· 보청장치가 전반적 기능을 향상시킬 수 있다.
구강	· 충치 · 구강암 · 치아소실	1	· 신체검사에서 거의 무시된다. · 문제가 흔한 영역이다. · 영양 상태와 관련될 수 있다.
피부	· 피부암	1	· 흔히 무시된다.
심혈관계	· 동맥경화증 · 심 잡음	1	
유방	· 유방암	1	· 75세 이상 노인의 4% 만이 유방 검사를 받고 있다. · 50세 이상에서 정기적 유방촬영의 효율성(사망률 감소)
골반/Pap	· 자궁경부암	3	· 경제 수준이 낮은 노인여성에서는 검진을 하지 않은 경우가 있다.
직장	· 용종/종양 · 전립선 암	1	· 대변 잠혈 검사 · 직장 수지 검사와 PSA 검사(선택적 병행)
균형/보행	· 낙상 위험	2-3	
PPD 검사	· 결핵	10	· 장기 요양소와 같은 고 위험의 노인에서는 가장 중요하다.

2) 포괄적 평가(Comprehensive geriatric assessment, CGA)

노인 평가의 최종 목적은 삶의 질을 높이고, 기능 상태를 호전시키는 데에 있고, 삶의 질은 건강 상태, 기능 상태, 사회 경제적 상태 및 환경 인자를 포함한다. 노인 환자의 포괄적 평가는 노인들의 전반적인 건강 상태를 평가할 뿐 아니라 필요한 서비스에 대한 계획을 세움에 있어서 중요한 자료가 된다. 반신불수의 노인에서 뇌 병소의 위치가 진단에 있어서 중요한 부분일 수도 있지만, 대소변 가리기나 계단을 올라가는 능력은 환자가 집에서 지낼 것인지 장기 보호소에 있어야 할 것인지를 평가하는 데 중요하다.

포괄적 평가의 기본 개념은 병력 청취와 진찰 과정에 사회 과학적 진단과 정신

심리검사, 기능평가, 재활 의학에서 생겨난 치료 개념이 합해져 4가지 영역으로 나눈다(표 10-7). 포괄적 평가를 받은 군은 대조군에 비해 유의하게 사망률의 감소, 가정 잔류의 증가, 병원 입원의 감소, 인지 기능의 향상, 신체 기능의 향상을 보인다. 특히 병원 병동과 가정방문 평가 팀 접근에서 포괄적 평가 프로그램이 큰 효과를 보인다.

표 10-7. 노인 환자의 포괄적 평가

1. 신체적 건강 상태	· Medical problem list · Disease severity indicators · 영양 상태
2. 기능 상태	· Activities of daily living : ADL(또는 BADL) : IADL : AADL
3. 정신적 건강 상태	· 인지 기능 · 정서 상태(우울, 불안)
4. 사회적 & 환경적 상태	· 사회적 독립성 · 지지 자원들 · 부양 가족의 부담도

(1) 신체적 건강 상태 평가

질병의 문제 목록 및 심각도, 복용 약물, 예방적 보건지침 수행, 영양 상태 등을 평가한다. 영양 상태 평가를 위해서 Nutrition screening initiative checklist, Mini-nutritional assessment 등을 사용한다.

(2) 기능 상태 평가

노인의 삶의 질에서 가장 중요한 것은 기능적인 상태이다. 환자의 기능(function) 상태는 수행 능력(abilities), 동기부여(motivation), 사회적 및 개인적 기회(societal and individual opportunities)를 합친 것이다(F = A + M + O [I+S]). 수행 능력은 일상생활 활동을 어느 정도 수행할 수 있는가 하는 것이다. 기본적 일상생활 활동(ADL 또는 BADL: basic activities of daily living), 도구적 일상생활 활동(IADL: instrumental activities of daily living), 고등적 일상생활 활동(AADL: advanced activities of daily living)으로 분류한다.

수행 능력의 정도를 의존성에 따라 세 단계로 나눈다.

① 타인의 도움이 없이 수행할 수 있는 수준(독립적 기능)

② 타인의 도움으로 그 일을 수행할 수 있는 수준(의존적 기능)

③ 도움을 주어도 그 일을 수행할 수 없는 수준(불능)

일상생활 활동 평가에서 주의할 점은 급성 질병 상태 환자의 기능적 평가는 타당성이 없다는 것이다. 또한 환자의 동기와 환경적 구조가 일상생활 활동 수행의 중요한 요소라는 것을 감안해야 하고, 환자가 적절한 환경 속에서 행할 수 있는 것과 환자의 일상생활에서 실제로 행해진 것을 구별해야 한다.

① 기본적 일상생활 활동(BADL or ADL)

일상적인 생활 중 자기 관리와 관련된 기본적인 활동을 수행할 수 있는 능력을 평가하는 항목이다. 식사하기 · 옷 입기 · 이동하기 · 대소변 가리기 · 목욕하기 · 화장실 사용 · 몸단장하기 · 의사소통 등으로 자신을 독립적으로 관리할 수 있는 능력의 여부를 평가한다. Katz, Lawton과 Brody, Barthel의 것이 많이 쓰이고 있고 한국형도 개발되어 있다. BADL에 문제가 있는 노인은 보통 12-24시간 도우미의 도움이 필요하다.

② 도구적 일상생활 활동(IADL)

쓰기 · 읽기 · 음식 준비 · 집안일 하기 · 시장보기 · 세탁하기 · 계단 오르기 · 전화걸기 · 약 먹기 · 금전 관리 · 정원 손질 등 부업 능력 · 볼일 보러 나가기 및 여행 능력(대중 교통 이용, 시외 나들이) 등으로 사회적으로 독립된 생활을 하는데 필요한 사항을 평가한다.

③ 고등적 일상생활 활동(AADL)

직업 활동이나 상업, 또는 다른 방법으로 사회에 공헌을 하는 활동들이다.

(3) 정신적 상태 평가

① 인지 기능

노화의 중요한 변수들이 뇌의 기능 변화와 많은 연관성이 있기 때문에 노인 환자의 지적인 수행능력을 평가하는 것이 중요하다. 노인의 판단 능력, 지남력, 집중력, 복잡한 일의 해결 능력 등을 평가한다. Mini-mental state examination (MMSE)의 한글 번역판이 많이 쓰이고 있고 Kahn mental status questionnaire 등의 도구가 개발되어 있다.

② 정서 상태

불안, 우울, 행복을 느끼는 정도를 평가한다. Zung self-rating depression scale, Beck depression inventory, Hamilton rating scale for depression 등이 우울증 선별을 위해 쓰이고 있으며, 노인을 위한 Yesavage geriatric depression scale(GDS)이 많이 사용된다.

(4) 사회적 및 환경적 상태 평가

사회적 독립성, 즉 사회적 역할을 수행할 수 있는 능력(도구적 일상생활 활동 능력), 사회적 역할에 대한 의욕, 사회적 역할의 기회가 있는지를 평가한다. 수입, 주택, 환경 조건, 사회적 관계와 같은 사회 지지 자원, 부양가족의 부담 또는 스트레스 여부 등에 대한 평가가 필요하다. 특히 가족은 환자에게 정서적, 도구적, 정보적인 3가지 지지를 제공하는 환경 자원으로서의 중요한 역할을 하기 때문에 가족 기능에 대한 평가가 중요하다.

참고 문헌

대한가정의학회. 최신가정의학. 한국의학. 2007.

대한노화방지연합회. 노화방지의학. 의학신문사. 2006.

대한임상노인의학회. 임상노인의학. 한우리. 2003.

배철영, 이영진. 노인의학. 고려의학. 1996.

서순규. 성인병 · 노인병학. 고려의학. 1992.

통계청. 2008 고령자 통계.

Rakel RE. Textbook of Family Medicine, 7th edition. Saunders, 2007.

제 IV 부 건강증진

– 개 요

질병이 없을 때의 지속적인 의료를 위해서는 건강 증진에 대해 잘 알고 있어야 한다. 건강 행동을 변화시키기 위한 상담을 할 수 있어야 하고 건강 증진의 주요 영역에 대해 잘 알고 임상에 적용할 수 있어야 한다.

제 11 장

건강 증진 개요 【윤석준】

1. 건강 증진의 개념 및 배경

건강증진은 '사람들이 스스로의 건강을 관리하고 향상시키는 능력을 증진시키는 과정'을 말한다.

개인의 건강상태는 끊임없이 변화하며 그 변화는 유전, 환경, 건강관련 행위의 세 가지 요인에 의해서 결정된다. 이 중에서 개인의 건강관련 행위는 건강증진을 위해 의사가 도와줄 수 있는 부분이 되며 이와 관련된 의학의 분야를 건강증진의학이라고 한다. 건강증진의학은 크게 조기진단과 건강증진의 두 부분으로 나눈다. 또한 전통적인 치료의학과의 차이점은 아래와 같다(표 11-1).

표 11-1. 치료의학과 건강증진의학의 비교

	치료의학	건강증진의학
치료대상	질병	건강위험요인
치료방법	약, 수술	의사-수진자 관계 건강교육 상담 인지행동치료
치료결과	질병퇴치 증상감소	최고의 건강 만족도 증가

우리나라에서는 1950년대 감염질환으로 인한 사망이 사망 1순위를 차지하다가 90년대에 이르러 전체 사망자의 60%가 만성질환으로 사망하게 되었다. 이런 추세를 따라 1983년부터 국민건강조사를, 1989년부터는 보건의식행태 조사를 실시해오다가 1995년에 국민건강증진법을 제정하였으며 이는 1997년에 일부 개정이 되었다. 국민건강증진법은 국민건강의 관리를 위해 잘못된 보건 광고의 금지, 금연, 절주운동, 금연을 위한 조치, 보건교육, 영양개선, 구강보건, 국민건강증진기금 등에 대한 내용을 담고 있다.

2. 행동 변화 모델과 동기 부여 상담

건강 행위에 영향을 주는 요소들을 설명하는 대표적인 이론으로 건강 신념 모델(health belief model)과 사회 학습 이론(social learning theory)이 있다.

건강 신념 모델은 건강 행위의 다양성을 설명하기에 적합하다. 건강 행위의 많은 부분이, 주어진 문제에 대해 개인이 얼마나 민감하고 심각하게 느끼는 지에 의해 영향을 받는 것으로 설명한다. 즉 인지된 감수성(perceived susceptibility), 인지된 심각성(perceived severity), 특정 건강 행위에 대해 개인의 인지된 이익(perceived benefits), 인지된 장벽(perceived barrier)을 중요시 한다. 일부 연구자들은 여기에 가족이나 이웃과 같은 사회적 지지와 동기(motivation)를 더하기도 한다.

사회 학습 이론은 건강 행위가 기대(expectancies)와 보상(incentives)에 의해 결정된다는 개념이다. 기대는 결과(outcome) 기대와 유효성(efficacy) 기대가 있다. '담배를 끊는다면 폐암 발생을 예방할 수 있을까?'처럼 결과 기대는 주어진 행위가 주어진 결과를 가져올 것인지에 대한 기대이다. 유효성 기대는 '나는 과연 담배를 끊을 수 있을까?'처럼 행위를 실제로 수행할 수 있는가에 대한 기대이다.

한편 Prochaska와 Velicer(1997)는 환자의 행동 변화가 일련의 단계를 거쳐 이루어진다고 주장하였다. 즉 환자의 건강 관련 행동은 행동 변화에 대한 환자의 동기부여 상태에 따라 ① 고려(숙고)전기(precontemplation) → ② 고려(숙고)기

(contemplation) → ③ 준비기(preparation) → ④ 실행기(action) → ⑤ 유지기(maintenance)의 다섯 단계를 거치면서 변화한다(표 11-2). 환자 교육의 궁극적인 목표는 단순한 정보 제공을 넘어서 환자들의 행동 변화를 유발하는 것이다. '어떻게 생각하세요?', '한 번 시도해 볼 생각이 있으신가요?'처럼 단순한 질문으로 환자의 동기부여 상태를 평가할 수 있다. 고려(숙고) 전 단계에 있는 환자들을 고려(숙고) 단계로 이행하도록 돕는 것이 의료진의 중요한 역할이다.

표 11-2. Stages of health behavior change

Precontemplation	Not intending to take action in the foreseeable future, usually measured as the next 6 months
Contemplation	Intending to change in the next 6 months; aware of the pros and cons of changing, leading to procrastination
Preparation	Intending to take action in the immediate future, usually measured as the next month; have a plan
Action	Have made specific overt modifications to behavior within the last 6 months
Maintenance	Working to prevent relapse, increasing confidence; typically lasts 6 months to 5 years

Prochaska JO, Velicer WF. The transtheoretical model of health behavior change. Am J Health Promot 1997; 12: 38.

일차 진료 영역에서 환자의 행동 변화를 위한 유용한 상담법은 동기부여 촉진 상담(motivational enhancement counseling)이다. 'FRAMES'로 표현되는 여섯 가지 요소를 포함한다(표 11-3)(NIAAA, 1999). 즉 문제 행동으로 인한 생물의학적 검사 소견이나 객관적인 문제점을 제시해주는 것(Feedback), 행동 변화에 대한 환자의 책임을 강조하는 것(Responsibility), 행동 변화가 필요하다고 분명하게 충고를 하는 것(Advice), 행동 변화를 위한 구체적인 방법을 제시하고 환자가 선택하게 하는 것(Menu), 환자의 상황을 공감하고 이해하는 면담 태도(Empathy), 변화할 수 있다는 환자의 자기 효능감을 증진시켜주는 것(Self-efficacy)이다.

표 11-3. 동기부여 상담의 6개 요소

요소	내용	대화의 예(문제음주환자 예)
① Feedback	객관적인 의학적 증거 제시	"과음 때문에 간 기능 수치가 많이 나빠졌습니다." "금단 증상이 보입니다."
② Responsibility	변화에 대한 환자의 책임 강조	"음주 행동의 변화를 다른 사람이 대신해줄 수는 없습니다." "스스로 변화해야 합니다."
③ Advice	문제 행동을 변화시키라는 분명한 충고	"과음이 계속되는 한 문제는 점점 나빠질 것입니다." "변화가 필요합니다." "절주하셔야 합니다." "단주하셔야 합니다."
④ Menu	환자가 선택할 수 있는 다양한 행동 변화 전략 제공	"음주 횟수를 정해보시겠습니까?" "음주 양을 정해보시겠습니까?" "술자리가 예상될 때 이렇게 해보시는 것은 어떻습니까?" "음주 일기를 만들어 보시겠습니까?" "음주 교육 프로그램에 연결해드릴까요?"
⑤ Empathy	따뜻하게 환자를 이해하는 면담 태도	"그런 상황이라 술을 드실 수밖에 없었군요." "몸이 많이 안 좋으셨나보군요." "가족 분들께서 걱정을 많이 하시는 군요."
⑥ Self-efficacy	변화할 수 있다는 환자의 자존심 고양	"조금만 노력하면 좋아질 가능성이 많습니다." "의지가 강하셔서 충분히 하실 수 있습니다."

3. 5A's 접근법

건강위험습관 개선 프로그램으로 5A's가 유용하게 사용된다. 이는 1996년 미국의 Department of Health and Human Services에서 금연지침을 제작하며 최초로 적용된 접근법으로 최근에는 모든 영역의 건강위험습관 개선 프로그램에 확대 적용되고 있다. 5A's에 대한 내용은 다음과 같다(표 11-4).

1) Ask(묻기)

환자가 가지고 있는 건강위험습관 유무 확인

2) Assess(평가하기)

① 건강위험습관 상태 평가

② 생활습관 개선에 대한 행동변화단계 평가

흡연/음주/운동/영양/비만: 고려(숙고) 전 단계 vs. 고려(숙고) 단계 vs. 준비 단계

③ 생활습관 개선에 대한 계획단계 평가

흡연/음주/운동/영양/비만: 고려(숙고) 전 단계 vs. 고려(숙고) 단계

3) Advice(조언하기)

동기유발 면담(격려/지지)

방해요인 대처방법 제공

4) Assist(처방하기)

맞춤식 처방

책자/교육자료 제공

5) Arrange(의뢰하기)

전문가/관련 기관/보건소 의뢰

다음 방문일 결정

표 11-4. 건강위험습관과 5A's 접근법

Ask	Assess	Advice	Assist	Arrange
흡연여부 확인	흡연상태 평가 금연 동기 평가	맞춤식 조언 동기유발 상담	금연처방	의뢰 다음 방문일 예약
음주여부 확인	음주상태 평가 금주/절주 동기 평가	맞춤식 조언 동기유발 상담	금주/절주처방	의뢰 다음 방문일 예약
운동여부 확인	운동상태 평가 운동 관련 위험 요인 평가 운동 동기 평가	맞춤식 조언 동기유발상담	운동처방	의뢰 다음 방문일 예약
영양습관	식습관 평가	맞춤식 조언 동기유발 상담	영양처방	의뢰 다음 방문일 예약
비만/복부비만	비만도 측정 체중감량 동기 평가 운동평가 영양평가	맞춤식 조언 동기유발 상담	비만처방 운동처방 영양처방 음주처방	의뢰 다음 방문일 예약

참고 문헌

선우성, 원장원. 질병예방과 건강증진의 개념. 대한가정의학회편. 가정의학 총론편. 제2판. 서울:계축문화사; 2003. p.401-410.

National Institute on Alcohol Abuse and Alcoholism. Motivational enhancement therapy manual: a clinical research guide for therapists treating individuals with alcohol abuse and dependence. NIH publication No. 94-3723, 1999.

Prochaska JO, Velicer WF. The transtheoretical model of health behavioir change. Am J Health Promot 1997; 12(1): 38-48.

제 12 장
음 주

【김종성】

1. 기초 지식

1) 알코올의 대사 및 약리 작용

(1) 흡수

알코올이 우리 몸에 흡수되고 분해되는 과정의 개요는 그림 12-1과 같다. 구강으로 섭취한 알코올의 20%는 혈액으로 흡수되기 전에 위 점막에 있는 알코올 분해 효소(ADH, alcohol dehydrogenase)에 의해 분해된다. 여성은 위 점막에 있는 알코올 분해 효소의 분해 능력이 남성의 절반밖에 되지 않기 때문에 더 많은 양의 알코올이 혈액으로 흡수된다.

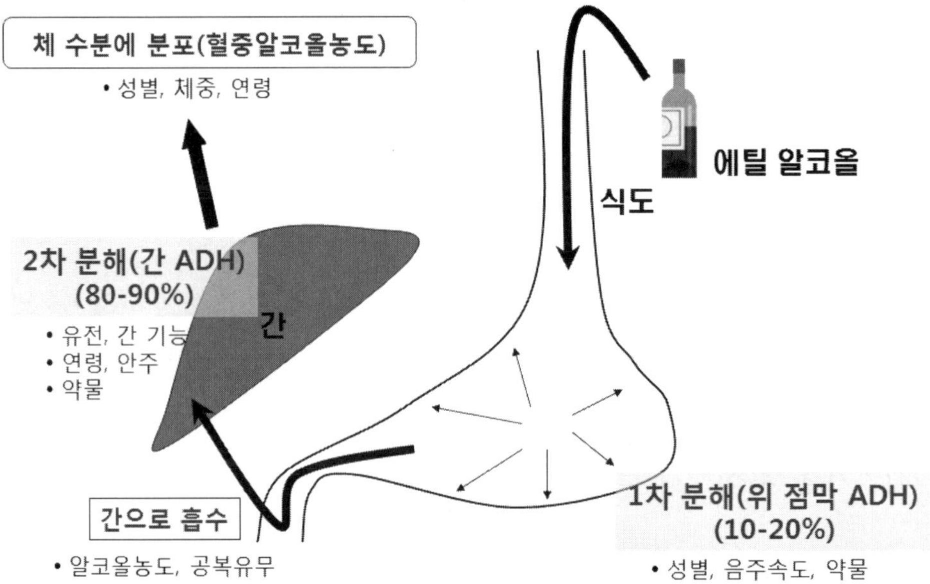

그림 12-1. 알코올의 흡수, 분해, 분포 과정의 개요

위 점막에서 분해되지 않은 알코올은 위 장관 전체에서 간 문맥으로 흡수된다. 알코올의 흡수가 가장 빠른 곳은 십이지장과 공장이다. 음주 양이 동일해도 위 배출 시간이나 음주 속도가 빠르면 위 점막의 알코올 분해 효소에 노출되는 시간이 짧기 때문에 더 많은 양의 알코올이 혈액 내로 흡수된다. 위 운동을 증가시키는 소화제를 복용하면 위 배출 시간을 빠르게 하기 때문에, 더 많은 양의 알코올이 흡수된다. 위 점막을 보호하기 위해 복용하는 위 점막 도포제는 위 점막의 알코올 분해 효소와 알코올의 접촉을 차단하므로, 더 많은 양의 알코올이 흡수되게 한다. 유전이나 약물에 의해 위 점막의 알코올 분해 효소 활성이 저하된 경우에도, 위 점막에서 분해되는 알코올의 양이 적기 때문에 더 많은 양의 알코올이 혈액 내로 흡수된다. 고농도의 알코올일수록 흡수되는 양이 많다. 공복의 음주는 위 내에서 알코올 농도를 희석하는 효과가 없기 때문에 더 많은 양의 알코올이 흡수되게 한다(표 12-1).

혈액으로 흡수된 알코올은 간으로 유입되어 간의 ADH 효소에 의해 분해된다. 간의 분해 속도를 초과하여 흡수되는 알코올은 몸의 수분에 분포하면서 혈중 알코올 농도를 형성한다. 음주 후 최고 혈중 알코올 농도에 이르는 시간은 14분-130분으로 다양하다.

알코올의 지질 용해도(기름/물 분할 상수)는 0.14로, 지방질보다 수분에 7배 더 친화력이 있기 때문에 흡수된 알코올은 주로 몸의 수분에 분포한다. 여성, 저 체중, 고령인 경우는 몸의 수분이 적기 때문에 같은 양의 음주를 했더라도 더 높은 혈중 알코올 농도를 보인다(표 12-1).

표 12-1. 혈중 알코올 농도의 증가 요인

흡수 증가	① 여성 ② 유전(비활성형 알코올 분해 효소) ③ 빠른 음주 ④ 고농도 알코올 ⑤ 공복 음주 ⑥ 흡수 부위의 충분한 혈액 공급 ⑦ 알코올 분해 효소의 활동을 억제하는 약물 ⑧ 위 점막 도포제 ⑨ 빠른 위 배출 시간 또는 위 운동을 증가시키는 약물
체 수분 감소	① 여성 ② 저 체중 ③ 고령
대사 지연	① 공복 음주 ② 고령 또는 저 연령 ③ 간 기능 저하 ④ 유전(비활성형 알코올 분해 효소) ⑤ 알코올 분해 효소의 활동을 억제하는 약물 ⑥ 사이토크롬 P450을 이용하는 약물과 함께 음주

(2) 분해

혈액으로 흡수된 알코올의 5%-10%는 분해되지 않고 폐(호흡)와 소변을 통해 배설된다. 나머지 대부분의 알코올은 그림 12-2와 같이 산화적 혹은 비산화적인 경로를 통해 대사된다. 성인 남자에서 시간당 1잔(알코올 약 14 g)씩 분해되는 것으로 알려져 있지만 개인에 따라 3-4배의 차이가 난다.

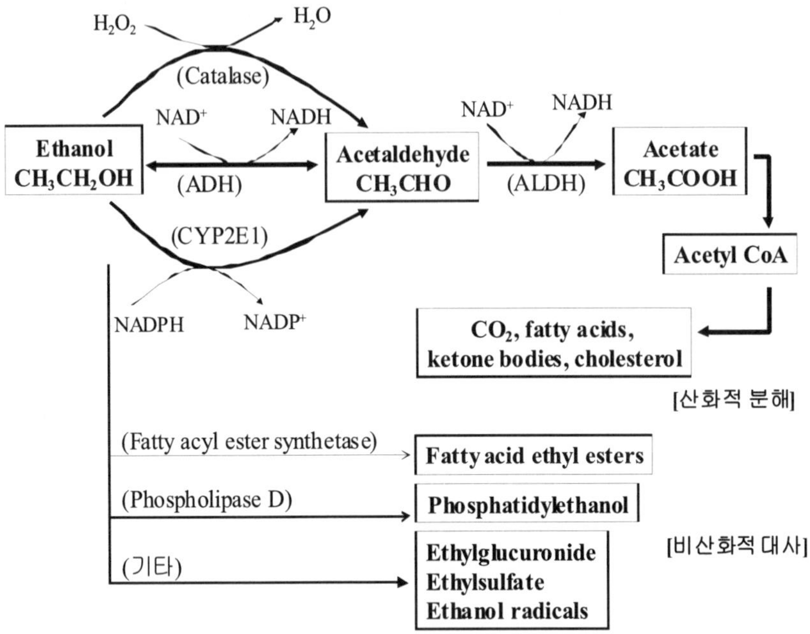

그림 12-2. 알코올 대사

① 산화적 분해

혈액으로 흡수된 알코올은 간 세포에서

가. 세포질의 알코올 분해 효소(ADH)

나. 마이크로좀의 사이토크롬 P450(CYP2E1) 효소

다. peroxisome의 catalase 효소

에 의해 산화되면서 아세트알데하이드로 변화된다. ADH 효소에 의한 분해는 가역 반응이며 음주 양이 많지 않을 때 주로 이용된다. 나머지 두 효소는 음주 양이 많을 때 추가로 이용된다.

ADH 효소는 간, 위장, 신장, 코 점막, 고환, 자궁에 존재한다. ADH 효소의 활동은 아스피린과 위산 분비를 억제하는 약물(시메티딘, 라니티딘 등)에 의해 억제된다. 알코올 분해 효소의 활성을 억제하는 약물을 투여하거나, 알코올 분해 효소가 미성숙된 저 연령, 알코올 분해 효소의 활성이 저하되는 고 연령, 간 기능이 저하된 경우에는 알코올 분해가 느리다. 알코올 분해 효소의 유전적인 활성도나 음식물의 종류도 분해 속도에 영향을 준다(표 12-1).

알코올 분해 속도를 결정하는 대사 단계는 NADH로부터 NAD+(nicotinamide adenine dinucleotide)를 재생산하는 과정이다. 알코올 분해 효소(ADH)와 알데하이드 분해 효소(ALDH)가 활동하기 위해서는 조효소인 NAD+의 도움이 필요하기 때문이다. NAD+ 재생산이 빠를수록 알코올 분해가 빠르다. 그렇기 때문에 음주와 함께 섭취하는 음식물이 알코올 분해 속도에 영향을 미칠 수 있다. 탄수화물은 지방이나 단백질보다 NAD+를 재생산하는 효과가 크다. 특히 과당은 알코올 분해 속도를 40%-50%까지 증가시킬 수 있다. 공복으로 음주하는 경우는 NAD+ 재생산이 저하되어 알코올을 제거하는 속도가 느리다(표 12-1).

음주 양이 많을 때는 사이토크롬 P450(CYP2E1) 효소를 이용하여 알코올이 분해된다. 한편 알코올 이외의 여러 약물들도 사이토크롬 P450 효소를 이용하여 대사된다. 그러므로 사이토크롬 P450 효소를 이용하여 대사되는 약물은 알코올과 대사적으로 경쟁 관계를 갖는다. 이러한 약물과 함께 음주하면, 혈중 알코올 농도와 혈중 약물 농도가 모두 높아지기 때문에 위험하다. 또한 사이토크롬 P450 효소는 여러 약물에 의해 쉽게 유도(induction, 활성화)된다. 만성적으로 음주하면 유도 현상에 의해 주량이 증가하는데 이러한 현상을 내성(tolerance)이라고 한다. 만성적인 음주에 의해 사이토크롬 P450 효소가 유도된 상태에서 이러한 약물을 복용하면, 이러한 약물의 대사가 촉진되어 약물의 혈중 농도를 낮추고 약물의 효과를 감소시킨다. 뿐만 아니라 증가된 약물 대사의 부산물에 의해 인체에 미치는 독성이 증가한다(표 12-2). 또한 유도된 사이토크롬 P450 효소가 발암전구물질을 활성화하고, 자유기를 생성하여 지질 과산화를 초래한다. 사이토크롬 P450 효소의 유도 현상은 하루 40 g 정도의 음주를 1주일 이상 지속할 때 관찰되며 1주 정도 금주하면 소실된다.

아세트알데하이드는 세포질, 마이크로좀, 마이토콘드리아에서 알데하이드 분해 효소(ALDH, aldehyde dehydrogenase)에 의해 산화되면서 초산으로 분해된다. 다이설피람, 일부 정신 약물(MAO 억제 약물), 클로람페니콜, 메트로니다졸, furazolidine, griseofulvin, quinacrine, 일부 세파 계열의 항생제는 알데하이드 분해 효소의 활동을 차단한다. 그렇기 때문에 이러한 약물을 음주와 함께 복용하면 혈중의 아세트알데하이드가 증가하여 위험해진다(표 12-2).

일부 아시아계 사람들에서 보이는 비활성형 알데하이드 분해 효소는 NAD+에 대해 친화력이 크게 떨어지며 우성으로 유전된다. 활성형 ADH 효소와 비활성형 ALDH 효소로 유전된 경우 알코올 의존의 발병 위험이 낮은 반면, ADH와 ALDH가 모두 활성형으로 유전된 경우에는 알코올 의존의 발병 위험이 높다.

초산은 말초 조직에서 아세틸 CoA로 변화되어 이산화탄소, 지방산, 케톤체, 콜레스테롤을 형성한다. 알코올 1 g이 분해되면서 약 7.1 Kcal의 에너지가 발생한다.

표 12-2. 약물과 알코올의 상호 작용

약물	작용	효과
위 배출 시간 단축 약물, 위 점막 도포제	위 점막 ADH 노출 방해	혈중 알코올 농도 상승
시메티딘, 라니티딘, 니자티딘, 아스피린	ADH 활성 억제	혈중 알코올 농도 상승
다이설피람, 일부 MAO 억제 약물, 클로람페니콜, 메트로니다졸, furazolidine, griseofulvin, quinacrine, 일부 세파 계열 항생제	ALDH 활성 억제	혈중 아세트알데하이드 상승
아세트아미노펜, barbiturates, 벤조다이아제핀, phenothiazines, opiates, 와파린, 유기용제	사이토크롬 P450 공동 이용	① 약물과 함께 음주: 혈중 약물 농도와 혈중 알코올 농도 모두 상승 ② 만성 음주(사이토크롬 P450 유도): 약물 농도 감소, 약물 대사의 부산물에 의한 독성 증가

② 비산화적 대사

음주 양이 많을 때는 비산화적인 대사를 통해서도 알코올이 제거된다. 알코올은 지방산, phosphatidylcholine, glucuronic acid, sulfate와 결합하여 지방산 에틸에스테르, phosphatidylethanol, ethylglucuronide, ethylsulfate를 형성한다. 또한 알코올은 hydroxyl 자유기와 반응하여 1-hydroxyethyl radical을 만든다.

(3) 알코올 및 대사물의 작용

대사되지 않은 알코올은 혈중 알코올 농도(blood alcohol concentration, BAC)를 형성하여 중추신경계를 억제한다(표 12-3). 만성 음주에 의해 내성이 생긴 경우는 더 높은 BAC에서 같은 증상을 보인다. 법적인 만취는 BAC 100 mg/dL 이상으로 정의된다. BAC 500 mg/dL에서는 치사율이 50%이다.

표 12-3. 혈중 알코올 농도에 따른 중추 신경계 증상

혈중 알코올 농도 (mg/dL)	증상
30	감정, 판단력 변화(대뇌 억제)
100	운동 실조(소뇌 억제)
300	기억 상실(변연계 억제)
400	혼수, 마취 상태, 호흡 마비, 심장 마비(연수 억제)

동맥의 알코올 농도가 뇌의 알코올 농도를 가장 잘 반영한다. 급성 알코올 중독 상태를 평가하기 위해서는 소변이나 정맥의 알코올 농도를 측정하는 것보다 호흡 중의 알코올 농도를 측정하는 것이 정확하다. 호흡 중의 알코올 농도가 동맥의 알코올 농도와 2100-2300 : 1의 비율을 잘 유지하기 때문이다.

아세트알데하이드는 자율 신경계에 강한 약리 작용이 있기 때문에 오심, 구토, 과호흡, 기면, 혈관 확장, 빈맥, 저혈압, 심혈관계 허탈을 초래한다. 아세트알데하이드는 화학적으로 불안정하고 반응성이 높아서 아세트알데하이드-단백질 결합물을 형성하기 때문에, 주요 단백질의 기능을 억제하고 자가 면역 반응을 유발한다. 또한 아세트알데하이드는 세포 내의 글루타치온과 결합하여 글루타치온을 소모함으로써, 세포 내의 항산화 방어 체계를 무너뜨린다. 글루타치온은 세포 내에서 산화 손상을 막아주는 물질이기 때문이다. 아세트알데하이드 농도가 높은 경우 aldehyde oxidase에 의해서도 분해되는데 이 과정의 부산물로 인체에 해로운 자유기가 생성된다.

ADH와 ALDH가 활동하기 위해서는 조효소인 NAD+의 도움이 필요하다. 과음은 NAD+를 많이 소모하여 NAD+/NADH 비율을 감소시킨다. 이러한 현상이 인체의 대사 활동에 많은 영향을 미친다. NADH 증가에 의해 지방산 합성이 자극되며, NAD+의 감소로 인해 지방산의 산화 분해가 억제된다. 또한 당 분해 과정, 구연산 회로, 당 신생 과정이 모두 억제된다.

알코올의 비산화적인 대사에서 생성되는 지방산 에틸에스테르는 심장, 췌장, 간, 지방 조직, 뇌에 축적되고 세포막을 손상시킴으로써 여러 기관을 손상시킨다. Phosphatidylethanol은 세포막의 인지질을 변경시켜 세포의 기능을 손상시킨다.

2) 건강에 미치는 음주의 효과

(1) 적절 음주가 건강에 주는 좋은 영향

① 사망률 감소

일일 평균 음주 양이 1잔 이하인 경우 술을 마시지 않는 사람들에 비해 사망의 위험이 저하된다.

② 심혈관계 질환 예방

남성에서 하루 72 g(여성은 절반) 이하의 음주는 허혈성 관상 동맥 질환을 예방한다. 적절한 음주는 심근 경색 환자의 사망을 감소시킨다. 또한 심혈관 중재술 치료를 받고 난 뒤의 재 협착을 감소시킨다.

적절한 음주가 HDL 콜레스테롤을 증가시키고, 혈액을 응고시키는 인자들의 농도를 낮추어 혈전 생성을 예방하기 때문이다. 당뇨병 환자에서도 적절한 음주는 HDL 콜레스테롤의 증가, 혈액 응고 기전의 억제, 인슐린 감수성의 증가를 통해 관상 동맥 질환의 위험을 감소시킨다.

하루 1잔 이하의 음주는 심장으로 인한 돌연사를 감소시키며, 하루 2잔 이하의 음주는 심부전증의 발생을 감소시킨다.

③ 내분비계 질환 예방

적절한 음주는 당뇨병의 발생을 감소시킨다. 하루 평균 음주 양이 증가할수록 HDL 콜레스테롤이 증가한다. 그러나 간 질환이 진행된 경우에는 음주 양이 증가해도 HDL 콜레스테롤이 증가하지 않는다. LDL 콜레스테롤은 음주 양과 약한 음의 상관 관계를 보인다. 총 콜레스테롤은 큰 변화가 없다.

또한 알코올은 여성 호르몬을 만드는 방향화 효소(aromatase)를 유도(활성화)하는 작용이 있기 때문에, 폐경 여성에서 부신 피질과 지방 조직에서 에스트로겐의 생성을 증가시킨다. 이러한 이유로 폐경 여성의 적절한 음주는 골다공증의 위험을 감소시킨다.

④ 신경계 질환 예방

주당 6잔 이하의 음주는 치매의 발생을 감소시키며, 하루 2잔 이하의 음주는 뇌경색(허혈성 뇌졸중)의 발생을 감소시킨다.

(2) 과음이 건강에 주는 나쁜 영향

① 심혈관계 질환

하루 89 g(여성은 절반) 이상의 음주는 관상 동맥 질환의 발생을 증가시킨다. 폭음은 혈소판의 응집을 활성화시키고 섬유소의 용해를 억제하기 때문에 하루 6잔을 초과하는 음주는 심장으로 인한 급사의 위험을 높인다.

하루 30 g 이상의 음주는 혈압을 상승시킨다. 교감 신경계의 활성도 증가, 혈압 수용체의 민감도 증가, 신경 전달 물질 및 호르몬 분비의 변화, 세포 내 마그네슘 감소 및 칼슘 증가로 인해 혈관 평활근이 수축하기 때문이다. 미국 고혈압 합동 위원회는 제7차 보고서를 통해 고혈압 환자의 생활 개선 요법으로, 하루 2잔 이하의 절주가 수축기 혈압을 2~4 mmHg 강하시킬 수 있다고 하였다.

심장 질환이 없던 사람에서 월요일 혹은 크리스마스와 신년 사이에 상심실성(supraventricular) 부정맥이 빈번하게 보고된 이후 '휴일 심장 증후군'이라는 용어가 생겼다. 과음으로 인한 부정맥 중 심방 세동이 가장 흔하며 하루 36 g 이상의 음주에서 심방 세동의 위험이 증가한다. 알코올에 의한 Na-K 펌프 억제, action potential의 변화, purkinje 섬유의 전기 생리학적 변화, 카테콜라민의 조절작용 교란이 과음과 관련한 부정맥의 원인이다.

만성적인 과음은 좌심실의 이완 장애와 좌심실의 확장이 특징인 좌심실 이완기 기능 부전을 초래하는데 과음의 기간이 길수록 심하다.

② 내분비계 질환

과음은 당뇨병의 발생을 높인다. 또한 과음은 NAD+를 고갈시킨다. 당뇨병 환자에서 NAD+를 필요로 하는 당 분해 과정과 당 신생 과정이 억제되면 위험한 상황이 초래된다.

과음은 고중성지방혈증을 초래한다. 과음으로 인한 NAD+ 고갈이 마이토콘드리아의 구연산 회로를 억제하기 때문에 지방산의 산화가 감소한다. 또한 아세트알데하이드가 마이토콘드리아 막을 손상시키기 때문에 지방산의 산화가 감소한다. 결국 지방산의 증가로 인해 중성 지방의 합성이 증가된다.

과음은 가임기 여성의 황체 호르몬을 감소시키기 때문에 생리 주기의 이상, 무배란 월경, 짧은 황체기를 초래하여 불임을 유발한다.

남성의 과음은 성선 기능 저하증(hypogonadism)과 여성화(feminization)를 유발하며 정자 생성에 지장을 준다. 성선 기능 저하증은 황체 호르몬의 감소로 인해 남성 호르몬인 테스토스테론이 감소하는 것과, 알코올과 아세트알데하이드가 고환의 Leydig 세포에 대해 직접 독성을 나타내어 테스토스테론 합성 효소의 활성을 감소시키는 것이 원인이다. 여성화는 알코올이 방향화 효소(aromatase)를 유도하는 것과, 간 질환으로 인해 알부민이 저하되는 경우 활성 상태인 자유 에스트로겐이 증가하는 것이 원인이다. 정자 생성의 장애는 성선 기능 저하증과 함께 고환의 ADH가 관여된다. 고환의 ADH는 정자 생성을 위해 retinol을 retinal로 만든다. 과음하면 고환의 ADH가 알코올 대사에 이용되기 때문에, retinal 생성이 저하되어 정자 생산이 감소한다.

③ 간질환

과음은 지방간, 알코올성 간염, 알코올성 간 경변, 간암을 초래한다. 하루 25 g 이상의 음주에서 간암의 위험이 증가하기 시작하며 하루 80 g 이상으로 10년 이상 음주하면 간암의 위험은 5-7배로 높아진다.

과음은 다양한 기전으로 간 독성을 나타낸다.

가. 알코올이 간에서 지방으로 변화되고 또한 지방의 분해를 저해하기 때문에 간에 지방이 축적된다.

나. aldehyde oxidase와 사이토크롬 P450에 의한 자유기 형성, 간 내 마이토콘드리아의 글루타치온 감소, 비타민 A와 비타민 C의 고갈로 인해 항산화 방어 체계가 손상된다.

다. 아세트알데하이드-단백질 결합물이 간에 축적되어 간 세포의 콜라겐 생성을 자극하기 때문에 간의 섬유화를 초래한다.

라. 아세트알데하이드가 간 세포 표면의 단백질과 결합하여 간 세포의 모양을 바꾸게 되면 자가 면역 반응이 유발된다.

마. 장 점막의 투과도 증가로 인해 박테리아 세포의 구성 성분인 내독소가 혈액으로 유입되어 간의 쿠퍼 세포를 자극하면 혈관 수축 물질들이 분비된다. 혈관 수축으로 인해 간에 국소적인 저산소증이 발생한다.

바. 알코올이 직접 쿠퍼 세포와 간 세포를 자극하여 TNF(tumor necrosis factor)-alpha, TNF-beta, IL(interleukin)-8과 같은 사이토카인들을 분비시킨다.

사. 과음하면 간 세포를 보호하는 프로스타글란딘 E2가 감소하고 간 세포에 독성이 있는 thromboxane B2와 leukotrienes이 증가한다.

④ 소화기계 질환

알코올에 직접 노출되는 구강, 식도, 인후의 점막이 손상된다. 점막 손상과 나쁜 영양 상태 때문에 설염이나 구내염이 흔하다. 치아 소실, 잇몸 질환, 충치가 많이 발생한다.

알코올은 하부 식도 괄약근의 운동을 억제하여 역류성 식도염을 유발한다. 과음자에서 식도암의 발생 위험이 높은 바렛 식도가 많이 동반된다.

알코올에 의한 위염은 위 점막 ADH에 의해 생성되는 아세트알데하이드가 원인이다. 하루 25 g 이상의 음주 시 구강암, 후두암, 식도암이 증가하기 시작하며 하루 100 g 이상의 음주 시 구강암은 5.75배, 후두암은 3.95배, 식도암은 3.59배 증가한다.

알코올성 췌장염은 단백질 분해 효소의 활성화로 인한 조직의 자가 분해이다. 세 가지 기전에 의한다.

가. 알코올이 오디 괄약근을 이완시켜 십이지장액, 담즙이 췌관으로 역류하여 췌장에 손상을 준다.

나. 단백 침전물이 췌장의 소관들을 폐쇄하여 췌장의 효소가 세포 밖으로 분비되어 췌장염이 유발된다.

다. 아세트알데하이드에 의해 생성된 자유기가 산화 손상을 초래하면 세포막의 투과도 증가로 췌장 효소의 분비가 증가한다. 또한 지방산 에틸에스테르가 lysosome을 손상하기 때문에 췌장 효소의 분비가 증가하여 췌장의 괴사가 초래된다.

과음은 직장 근육의 수축력과 빈도를 현저히 감소시켜 장 통과 시간을 단축시키고 설사를 유발한다. 대장의 세균이 알코올을 분해할 때 생성되는 아세트알데하이드가 대장암, 대장 용종의 발생을 증가시킨다. 하루 25 g 이상의 음주 시 대장암, 직장암의 발병이 증가하기 시작하여 하루 100 g 이상의 음주 시 대장암은 1.21배, 직장암은 1.42배이다.

⑤ 신경계 질환

하루 7잔 이상의 과음은 허혈성 뇌졸중(뇌경색)의 위험을 증가시킨다. 음주는 출혈성 뇌졸중(뇌출혈)에 대한 예방 효과는 없다. 음주 양이 증가할수록 출혈성 뇌졸중의 위험이 증가한다.

주당 14잔 이상의 음주는 치매의 위험을 증가시킨다. 알코올성 말초 신경병증(peripheral neuropathy)은 말초 신경의 비염증성 퇴행성 변화이다. 알코올리즘 환자의 약 9%에서 관찰되며 절반 이상에서 체중이 표준 체중보다 현저히 감소되어 있다.

알코올은 뇌 신경 전달 물질 체계의 GABA(gamma amino butyrate), 세로토닌, 오피오이드 수용체를 활성화시켜 진정 작용과 행복감을 유발하고 음주 충동을 강화한다. 또한 알코올은 새로운 학습에 관여하는 N-methyl-D-aspartate(NMDA) 수용체를 억제하여 glutamatergic 신경 전달을 차단한다. NMDA 수용체의 억제가 폭음 시의 기억 상실(black out)을 초래하는 것으로 추측한다. 뇌에서 변연계의 신경 전달 물질 체계와 전 전두엽의 자기 조절력으로 구성된 충동 조절 시스템이 손상되는 것이 알코올 의존의 특징이다. 즉 알코올 의존 상태에서는 음주 충동에 대한 자기 조절력이 약화된다.

⑥ 태아 알코올 증후군

알코올은 태반을 자유롭게 통과하지만 태아는 알코올 분해 효소의 활성이 없다. 임산부가 음주하면 태아는 알코올, 아세트알데하이드, 자유기에 무방비로 노출된다.

태아 알코올 증후군의 3대 특징은

가. 성장 지연(10 percentile 이하의 체중이나 신장)

나. 중추 신경계 이상(행동, 발달, 정신 지체, 구조적)

다. 안면 기형이다.

산모의 총 음주 양이 많을수록 태아 알코올 증후군의 위험도가 증가한다. 적은 음주 양에 대한 만성적인 노출보다 폭음에 대한 노출이 더 위험하다. 안면 기형은 임신 1기의 알코올 노출과 관련되고, 신경계 이상은 임신 전체 기간의 알코올 노출과 관련된다.

⑦ 면역 기능 저하 및 암 발생

과음은 면역 체계의 약화를 초래하기 때문에 과음자에서 감염, 종양의 전이, IgA 신병증이 많다. 과음은 구강, 후두, 식도, 간, 대장, 유방의 암 발생을 증가시킨다.

과음자에서 암이 증가하는 이유는

가. 아세트알데하이드와 자유기 → DNA 복구 기전 억제 및 hypomethylation, 염색체 변형, 글루타치온 소모 증가

나. 사이토크롬 P450 유도 → 발암 전구 물질 활성화

다. 영양소 결핍 → 산화 방어 체계가 억제되기 때문이다.

⑧ 정신 질환

DSM-IV-TR 진단 기준은 음주에 의한 정신 질환들을 알코올 사용 장애에 2가지, 알코올 유도성 장애에 13가지로 분류하고 있다(표 12-4).

표 12-4. 알코올성 정신 질환

알코올 사용 장애	① 알코올 남용 ② 알코올 의존
알코올 유도성 장애	① 급성 알코올 중독 ② 알코올 금단 ③ 알코올 중독 섬망 ④ 알코올 금단 섬망 ⑤ 알코올성 지속성 치매 ⑥ 알코올성 지속성 기억 장애(베르니케-코사코프 증후군) ⑦ 알코올성 정신병적 장애, 망상형 ⑧ 알코올성 정신병적 장애, 환각형 ⑨ 알코올성 기분 장애 ⑩ 알코올성 불안 장애 ⑪ 알코올성 성 기능 장애 ⑫ 알코올성 수면 장애 ⑬ 기타 분류되지 않는 알코올 관련 장애

2. 음주 환자에 대한 5A's 접근 상담

일차 진료 영역에서 음주 문제에 대한 접근은 5가지 요소 즉, Ask about alcohol use(음주 습관 평가), Assess for alcohol use disorders(알코올 사용 장애 평가), Advise and Assist(의학적 충고 및 도움), At follow up(추적 관리)를 단계적으로 실시

하는 5A's 방법이 추천된다.

1) 음주 습관을 조사하여 '위험 음주'(과음 또는 폭음)에 해당하는지 평가한다(Ask about alcohol use).

알코올의 비중은 0.7893으로 술에 함유된 알코올 양(g)은 술의 양(mL) × 술의 도수(%) × 알코올 비중(0.7893)이다. 80 proof-양주 1.5온스(44 mL), 포도주 5온스(148 mL), 맥주 12온스(355 mL)에는 각각 약 14 g의 알코올을 함유하며, 이에 해당하는 음주 양이 의학적인 '표준 1잔'이다. '표준 1잔'은 양주, 포도주에 맞는 잔으로 각각 1잔에 해당한다. 맥주는 캔 맥주 1개, 작은 병맥주 1병, 생맥주 500 mL에 해당한다. 20%의 소주는 $\frac{1}{4}$병에 해당한다.

적절한 음주의 기준은

① 주당 평균 음주 양이 성인 남성에서 14잔 이하(성인 여성과 65세 이상 남성은 7잔 이하)이면서

② 1회 최대 음주 양이 4잔 이하(성인 여성과 65세 이상 남성은 3잔 이하)이어야 한다.

③ 노인 여성의 적절한 음주는 일주일에 3잔 이하이다.

주당 평균 음주 양의 기준을 초과할 때 과음(heavy drinking)이라고 하며, 1회 최대 음주 양의 기준을 초과할 때 폭음(binge drinking)이라고 한다. 평소의 음주 양과 음주 빈도를 통해 주당 평균 음주 양이 과음에 해당되는지를 평가하고, 1회 최대 음주 양이 폭음에 해당되는지를 평가한다. 과음이나 폭음에 해당되지 않는 것이 적절한 음주이다.

음주 습관이 과음이나 폭음에 해당되면 '위험 음주(At-risk drinking)' 상태이다. 과음은 신체적인 질병이 발생할 위험이 높고, 폭음은 사고 또는 정신 사회적인 문제가 발생할 위험이 높다.

과음이나 폭음에 해당되지 않는 환자에 대해서는 적절 음주를 강조하고 1단계에서 종료한다. 음주습관이 과음이나 폭음에 해당되면 2단계(알코올 사용 장애 여부에 대한 평가)로 진행한다.

음주 습관을 평가하는 1단계에서, AUDIT(alcohol use disorders identification test)(표 12-5), CAGE(표 12-6), MAST(Michigan alcoholism screening test), NAST(national alcoholism screening test)와 같은 선별도구를 보조수단으로 이용할 수 있다. AUDIT는 남성 8점 이상, 여성 4점 이상일 때 '위험 음주'를 의심한다. 임신 여성에게는 CAGE의 죄책감(G) 문항을 내성(T) 문항(몇 잔정도 마시면 기분이 좋아집니까?)으로 대체한 TACE 질문을 사용하거나, 죄책감(G) 문항을 내성(T) 문항(무리 없이 몇 잔정도 마실 수 있습니까?)과 기억상실(K) 문항(취중의 일을 기억할 수 없었던 적이 있습니까?)으로 대체한 TWEAK 질문을 사용한다. 청소년은 adolescent alcohol involvement scale, adolescent drinking index와 같은 선별도구가 있다. 노인형 미시건 알코올리즘 선별검사(short Michigan alcoholism screening test-geriatric version)도 있다(표 12-7).

혈액 검사에서 평소의 과음을 암시하는 소견은

① CDT(carbohydrate-deficient transferrin) 증가,

② GGT(gamma-glutamyl transferase) 증가,

③ MCV(mean corpuscular volume) 증가,

④ AST(aspartate transaminase) : ALT(alanine transaminase) 비율이 1 이상,

⑤ HDL 콜레스테롤 증가, 중성지방 증가, 요산 증가 등이다.

생물학적 지표는 과음의 선별 뿐 아니라 음주를 줄이는 것에 대해 가시적으로 좋은 피드백을 제공하는 자료이다. 특히 CDT와 GGT는 음주의 재발을 모니터링하는 유용한 지표이다. 또한 혈중 알코올 농도가 150 mg/dL 이상임에도 불구하고 급성 알코올 중독의 증상이 없다면 만성적인 과음에 의해 알코올에 대한 내성이 생겼음을 의심할 수 있다.

표 12-5. AUDIT 설문지

문항	점수				
	0	1	2	3	4
1. 술을 마시는 횟수는 어느 정도입니까?	전혀 안 마신다	한 달에 1회 이하	한 달에 2-4회	일주일에 2-3회	일주일에 4회 이상
2. 술을 마시는 날은 보통 어느 정도를 마십니까? (소주 이외의 술은 표준 잔 수로 계산*)	소주 반병 이하	소주 1병 이하	소주 1.5병 이하	소주 2병 정도	소주 2.5병 이상
	(1-2잔)	(3-4잔)	(5-6잔)	(7-9잔)	(10잔 이상)
3. 한 번의 술좌석에서 소주 1병을 초과하여 마시는 횟수는 어느 정도입니까? (소주 이외의 술은 표준 잔 수로 5잔 이상*)	전혀 없다	한 달에 1회 미만	한 달에 1회 정도	일주일에 1회 정도	거의 매일
4. 지난 1년간 일단 술을 마시기 시작하여 자제가 안 된 적이 있습니까?	전혀 없다	한 달에 1회 미만	한 달에 1회 정도	일주일에 1회 정도	거의 매일
5. 지난 1년간 음주 때문에 일상생활에 지장을 받은 적이 있습니까?	전혀 없다	한 달에 1회 미만	한 달에 1회 정도	일주일에 1회 정도	거의 매일
6. 지난 1년간 과음 후 다음날 아침 정신을 차리기 위해 해장술을 마신 적이 있습니까?	전혀 없다	한 달에 1회 미만	한 달에 1회 정도	일주일에 1회 정도	거의 매일
7. 지난 1년간 음주 후 술을 마신 것에 대해 후회한 적이 있습니까?	전혀 없다	한 달에 1회 미만	한 달에 1회 정도	일주일에 1회 정도	거의 매일
8. 지난 1년간 술이 깬 후에 취중의 일을 기억할 수 없었던 적이 있습니까?	전혀 없다	한 달에 1회 미만	한 달에 1회 정도	일주일에 1회 정도	거의 매일
9. 당신의 음주로 인해 본인이 다치거나 또는 가족이나 타인이 다친 적이 있습니까?	전혀 없다	과거에 있었지만 지난 1년 동안에는 없다. (2점)		지난 1년 동안에 그런 적이 있다. (4점)	
10. 가족이나 의사가 당신의 음주에 대해 걱정을 하거나 또는 술을 끊거나 줄이라는 권고를 한 적이 있습니까?	전혀 없다	과거에 있었지만 지난 1년 동안에는 없다. (2점)		지난 1년 동안에 그런 적이 있다. (4점)	

[*표준 잔 수 계산]: 20도 소주 1/4병, 양주잔으로 양주 1잔, 캔 맥주 1개, 작은 병맥주 1병, 생맥주 500 cc, 와인 잔으로 와인 1잔, 막걸리 1사발에 해당하는 양을 각각 표준 한 잔(알코올 약 14 g)으로 계산.

표 12-6. CAGE 질문

Cut down	술을 끊거나 줄여서 마셔야겠다고 느낀 적이 있습니까?
Annoyed	다른 사람으로부터 자신의 음주에 대해 비난을 받은 적이 있습니까?
Guilty	자신의 음주에 대해 죄책감을 느낀 적이 있습니까?
Eye-opener	아침에 숙취로 인해 해장술을 마신 적이 있습니까?

표 12-7. 노인형 미시건 알코올리즘 선별 검사

	예	아니오
1. 다른 사람에게 실제 음주 양보다 줄여서 말한 적이 있다.		
2. 술을 몇 잔 마신 후에 식사를 거르는 경우가 가끔 있다.		
3. 술을 약간 마시면 몸의 떨림이 감소한다.		
4. 술 때문에 기억하는 것이 어려운 경우가 가끔 있다.		
5. 나는 보통 긴장을 풀기 위해 술을 마신다.		
6. 나는 골치 아픈 문제를 잃어버리기 위해 술을 마신다.		
7. 상실(퇴직, 가까운 사람의 사망, 이혼 등) 후에 음주 양이 증가한 적이 있다.		
8. 의사나 간호사가 나의 음주에 대해 걱정된다고 말한 적이 있다.		
9. 술을 덜 마시기 위해 내 나름대로 규칙을 만든 적이 있다.		
10. 외로움을 느낄 때 나에게는 술이 도움이 된다.		

※ 2가지 이상에 해당되면 음주 문제를 암시한다.

2) 위험 음주이면 '알코올 사용 장애'(알코올 남용 또는 알코올 의존)의 진단 기준에 해당되는지 평가한다(Assess for alcohol use disorders).

과음 또는 폭음에 해당하여 '위험 음주'이거나, 선별 검사에 양성인 사람들은 알코올 사용 장애(남용 또는 의존)의 진단 기준에 해당되는지를 평가한다. 알코올 사용 장애에 해당되면 알코올 유도성 장애와 신체적 합병증이 있는지 평가한다. 위험 음주이지만 알코올 사용 장애나 알코올 유도성 장애에 해당되지 않으면 단순한 '위험 음주'로 분류하고, 알코올 사용 장애나 알코올 유도성 장애에 해당되면 해당되는 진단명을 사용한다.

(1) 알코올 사용 장애의 DSM-IV 진단 기준

알코올 남용은 최근 1년 동안 음주 때문에 반복적으로

① 자신의 역할 수행 장애(결근, 근무 태만, 가사 소홀)

② 신체적으로 위험한 상황 초래(음주 운전, 기계 조작, 수영)

③ 법적인 문제 발생(교통 사고, 구금)

④ 대인 관계에 문제 발생(언쟁, 싸움)

중 1가지 이상에 해당되는 경우이다.

알코올 의존은 최근 1년 동안 음주 때문에 반복적으로
① 알코올에 대한 내성(tolerance):
　같은 음주 효과를 내기 위해 더 많은 양의 음주가 필요
② 알코올 금단 증상(withdrawal)
③ 의도한 것보다 많은 양의 음주(intent)
④ 음주에 대한 조절력 상실(control)
⑤ 음주와 관련하여 많은 시간 소비(preoccupation)
⑥ 음주 때문에 자신의 역할 수행 장애(role)
⑦ 음주로 인한 질병이 있음을 알면서도 음주(knowledge)
중 3가지 이상에 해당되는 경우이다.

선별 검사로는 AUDIT 15점 이상, CAGE 2문항 이상, MAST 5점 이상, NAST 1문항 이상에 해당될 때 의학적 진단 기준의 알코올 사용 장애를 의심한다.

(2) 알코올 유도성 장애의 DSM-IV 진단 기준

급성 알코올 중독은 음주 직후
① 불분명한 말투
② 운동 장애
③ 불안정한 보행
④ 안진
⑤ 집중력 저하
⑥ 혼수
중 1가지 이상이 나타나는 경우이다.

알코올 금단은 음주를 중단한 후 수일 내에

① 자율 신경계 항진 증상(발한, 빈맥, 불안정한 혈압)
② 손 떨림 증가
③ 불면증
④ 오심, 구토
⑤ 착각, 환각
⑥ 초조, 불안
⑦ 대발작
중 2가지 이상이 나타나는 경우이다.

섬망, 망상, 환각, 기분 장애, 불안, 성 기능 장애, 수면 장애가 독립적으로 심각한 경우에는 해당 증상에 대한 개별적인 병명이 붙여진다(예: 알코올성 섬망, 알코올성 환각). 그러나 알코올리즘 환자에게 동반된 이러한 증상들이
① 알코올 사용 이전에 나타났거나
② 급성 중독이나 통상적 금단 기간(보통 1개월)을 넘어 지속되거나
③ 음주 양이나 음주 기간에 비해 지나치게 심하거나
④ 알코올 사용과 무관하게 반복적으로 발생하는 경우는 다른 정신 질환을 의심한다.

알코올성 치매나 알코올성 기억 장애는, 급성 중독이나 통상적인 금단 기간(보통 1개월)을 넘어서 치매나 기억 장애의 증상이 지속되는 경우에 해당한다.

3) 의학적 충고 및 도움(Advise and Assist)

(1) 위험 음주 환자

동기부여 상담을 통해 현재의 음주가 위험 음주 상태라는 의학적 결론과 음주를 줄이라는 권고 사항을 분명하게 말한다. 건강문제에 대한 환자의 관심을 음주와 관련하여 언급한다. 음주의 원인과 음주를 줄여야 하는 이유에 대해 묻는다. 변화를 어렵게 하는 주요 장애물이 무엇인지 파악한다. 일정 기간의 단주 또는

적절 음주의 목표를 정한다. 일과 후의 생활 패턴 변경, 음주 양 기록, 음주를 대체할만한 음료, 음주를 피하기 어려운 상황에 대처하는 방법, 배우자나 음주하지 않는 동료의 도움을 고려하게 하고 음주 관련 교육 자료를 활용한다.

(2) 알코올 사용 장애 환자

동기부여 상담을 통해 알코올 사용 장애 상태라는 의학적 결론과 단주가 필요하다는 권고 사항을 분명하게 말한다. 건강 문제가 있는 경우 음주와 관련하여 언급한다. 단주의 목표를 정한다. 단주를 원하지 않는 환자에 대해서는 차선으로 조절 음주의 목표를 정한다. 금단 증상이나 음주 충동에 대한 약물 처방, 입원 치료, 전문 치료 의사의 자문 등이 필요한지 점검한다. 가족 상담과 자조 집단 참석을 고려하고 재방문을 예약한다.

4) 추적 관리(At follow-up)

주기적으로 점검하여 목표에 도달했으면 강화 및 지지를 제공한다. 목표에 도달하지 못하는 경우는 치료 전략을 수정하거나 진단을 재평가한다.

(1) 위험 음주 환자

초기 추적 간격은 1-2주 정도가 적당하다. 추적 기간의 음주 습관과 목표에 도달 여부를 점검한다. 목표에 도달하지 못한 환자에게는 변화가 어려운 것임을 인지시키고 작은 긍정적 변화라도 지지해준다. 목표 도달의 장애물을 점검하고 목표를 단주로 변경할 것을 고려한다. 환자에게 중요한 사람들의 도움을 고려하도록 한다. 음주 조절 또는 단주하지 못할 경우 알코올 사용 장애에 해당되는지 진단을 재점검한다. 목표에 잘 도달한 환자는 강화와 지지를 해주며 환자가 음주를 원할 경우 음주 목표를 상황에 따라 재조정한다. 문제가 생기면 언제든지 다시 방문토록하며 최소한 1년에 1회 음주 상황을 재점검한다.

(2) 알코올 사용 장애 환자

1-2일 간격으로 추적하면서 금단 증상을 관찰하다가 금단 증상이 사라지면서 점차 추적 간격을 늘린다. 짧은 기간의 추적과 단기 목표를 설정하는 것이 환자에게 심적인 부담을 적게 준다. 음주 문제 환자의 빈번한 재발이 의료진에게 좌절감을 안겨줄 수도 있으나 식이 요법을 제대로 노력하지 않는 당뇨병 환자처럼 만성 질환의 하나로 접근해야 한다. 재발은 치료의 실패가 아니라 환자에게 의학적 도움이 필요한 시기일 뿐이다. 단기 목표의 도달 여부와 목표를 위해 시도한 환자의 구체적인 행동을 점검하고 생물학적인 추적검사 자료를 검토한다. 목표에 도달하지 못한 환자에게는 변화가 어려운 것임을 인지시킨다. 단주 또는 조절 음주를 위해 노력한 것이 있다면 지지해주고, 의학적 권고 사항은 단주라는 것을 분명하게 말한다. 음주로 인해 발생한 신체적, 정신적, 사회적 문제를 재점검한다. 전문 치료 의사의 자문, 자조 그룹 참석, 환자에게 중요한 사람들의 도움, 음주 충동 억제 약물의 처방을 고려한다. 목표에 도달한 환자는 강화와 지지를 해주며 전문 치료 의사와 협진을 고려한다. 혈압 수치, 간기능 검사 수치와 같은 생물학적 지표의 호전을 피드백으로 활용한다. 1년 이상 지속적으로 단주 또는 조절 음주 상태를 유지할 때 DSM-IV-TR 진단 기준의 '지속 완전 관해' 상태에 해당되어 일차적인 성공으로 받아들일 수 있다.

3. 알코올 사용 장애의 치료

1) 환자 상담

문제 행동은 ① 고려(숙고) 전(precontemplation) 단계 → ② 고려(숙고)(contemplation) 단계 → ③ 준비(preparation) 단계 → ④ 행동(action) 단계 → ⑤ 유지(maintenance) 단계의 과정을 거치면서 회복한다. 고려(숙고) 전 단계에 있는 많은 문제 음주 환자들을 고려(숙고) 단계로 이행하도록 돕는 것이 의료진의 중요한 역할이다.

고려(숙고) 전 단계의 환자에게 처음부터 단도직입적으로 '알코올 중독'이나 '알코올 의존'이라는 진단의 꼬리표를 달아주는 경우 환자는 오히려 저항하거나 방어적 태도를 보이기 쉽다. 환자가 부정하는 정도에 따라 '약주' → '과음' → '문제 음주' → '알코올 남용' → '알코올 의존' 또는 '알코올리즘'으로 점차 진행되는 형태의 용어를 사용하는 것이 좋다.

(1) 동기부여 상담(motivational enhancement counseling)

일차 진료에서 환자의 행동 변화를 위해 흔히 사용하는 짧은 상담법이다. 'FRAMES'로 표현되는 6가지 요소를 포함한다(표 11-3). 즉 문제 행동으로 인한 생물의학적 검사 소견이나 객관적인 문제점을 환자에게 알려주고(Feedback), 행동 변화에 대한 환자의 책임을 강조하며(Responsibility), 환자의 행동 변화가 필요하다는 분명한 충고(Advice), 행동 변화를 위한 구체적인 방법들을 알려주고 환자가 선택하게 하는 것(Menu), 환자의 상황을 공감하고 이해하려는 면담 태도를 보이며(Empathy), 변화할 수 있다는 환자의 자기 효능감을 증진시켜 주는 것(Self-efficacy)이다.

(2) 병식 개선 상담

알코올 의존 환자의 병식 상태가 회복에 중요한 역할을 한다. 심각한 알코올 의존이면서도 병식이 없는 환자에 대해 병식 개선을 위해 외래에서 5회의 면담을 1회당 10분정도 시행한다. 면담의 효율을 높이기 위해 병식의 5가지 요소에 초점을 두어 진행한다(표 12-8). 그룹으로 1회당 40-50분 정도의 프로그램으로 진행할 수도 있다. 병식 평가 설문지(Hanil Alcohol Insight Scale, HAIS)를 이용하여 병식의 개선 정도를 확인할 수 있다. 병식이 어느 정도 형성된 환자는 주기적으로 외래 진료를 통해 단주 목표의 도달 여부를 점검하거나 보다 집중적인 프로그램(단주 모임, 그룹 치료, 자기 조절 훈련 등)에 연계한다.

표 12-8. 알코올 의존 환자의 병식 개선 상담

상담 주제	상담 목표	상담 내용
문제	음주로 인한 문제 자각	음주 습관(과음 또는 폭음) 신체적 질환 정신적 문제 사회-직업적 문제
조절	조절력 상실과 의존 상태 자각	조절력 상실 음주 충동 금단 증상
주위	주변과의 상호 작용 자각	가족의 고통 주변에 대한 원망 환자에 대한 주변의 사랑 공동체 속에서 자신의 의미 또는 역할 현 상황의 원인은 환경이 아닌 자기 자신
치료	치료 또는 변화의 필요성 자각	치료 또는 변화가 필요한 이유 치료 또는 변화에 대한 동기부여 정도 도움(동료, 가족, 의료진, 환자 모임)의 필요성
단주	변화의 목표 자각	변화의 목표(단주 또는 조절 음주의 선택) 목표를 위해 시도했던 노력의 성공 여부 목표의 적절성 단주와 조절 음주의 차이

① 문제 지향 상담: 자신의 음주 문제로 인한 현실을 자각하도록 돕는 것에 초점을 둔다. 문제를 스스로 성찰할 수 있도록 음주와 관련된 검사 기록을 제시해주고 정신 사회적 문제를 함께 점검해나가는 과정을 통해 음주 문제가 있다는 것과 치료의 필요성에 대한 타협을 이끌어낸다.

② 조절 지향 상담: 알코올 의존의 핵심 증상인 조절력 상실, 음주 충동, 금단 증상에 초점을 맞춘다. 알코올 의존이 개인의 도덕적인 문제가 아니라 치료가 필요한 의학적 질환임을 이해시킨다. 일단 음주를 시작하면 의지와 상관없이 음주 행위가 중지되지 않고 지속되어버리는 환자에게 알코올 의존과 관련한 뇌의 생물학적 변화를 설명해주는 것도 좋은 방법이다.

③ 주위 지향 상담: 가족, 주위 사람들로 형성된 공동체에서 차지하는 자신의 진정한 의미를 탐색하도록 돕는 것에 초점을 둔다. 음주 문제는 가정에 만성적으로 스트레스적인 환경을 조성하여 구성원에게 다양한 정신적 영향을

미친다. 그러나 환자는 자신의 음주 문제로 인한 가족과 주위 사람의 고통을 자각하지 못하는 경우가 많다. 또한 자신이 처한 현재 상황의 원인을 주위 사람의 탓으로 돌리며 원망하기도 한다. 공동체 속에 숨어있는 사랑이라는 보석을 끄집어냄으로써 깨달음을 얻을 수 있도록 돕는다.

④ 치료 지향 상담: 회복을 위해 변화하고자 하는 환자의 동기부여에 초점을 맞춘다. 상황을 극복하기 위해서는 자신이 변화해야 할 필요성을 느끼고 자신을 도와줄 수 있는 주변의 치료적 환경을 받아들이는 것이 중요하다. 환자의 적극적인 회복 의지와 함께 의료진, 단주 모임, 가족, 주변 동료로 구성된 치료 체계에 합류하도록 돕는다.

⑤ 단주 지향 상담: 변화의 구체적인 목표를 설정하는 것에 초점을 맞춘다. 단주 또는 조절 음주의 선택은 목표에 대한 환자의 구체적인 신념 체계이다. 알코올 의존 환자는 구체적인 목표가 없이 막연히 술을 적게 먹겠다고 생각하는 경우가 많다. 목표가 있더라도 단주보다는 조절 음주인 경우가 많다. 구체적인 양과 음주 빈도를 설정하여 조절 음주를 목표로 노력해볼 수도 있다. 그러나 조절 음주 목표가 계속 실패하는 경우에는 목표를 단주로 재설정해야 한다.

2) 가족 상담

알코올리즘은 가족의 질환이며 가정은 알코올리즘의 발생과 치료에 중요한 요소이다. 구성원이 만성적인 불안증이나 우울증을 갖고 있는 경우가 많고 가정 폭력도 빈번하다. 환자에 대한 치료도 중요하지만 가족의 고통을 간과할 수 없다. 알코올 의존 환자의 가족은, 다양하고 특수한 발달 역동학적인 특징들을 갖기 때문에 'alcoholic family'로 부르며, 어린 자녀들은 'COA(Children of Alcoholics)', 성장한 자녀들은 'ACOA(Adult Children of Alcoholics)'로 불리운다. Alcoholic family는 '알코올'이라는 커다란 무게 중심을 가운데 두고 구성원들이 각자의 방어 전략을 구사하며 장기간 적응하는 과정을 통해 다양한 가족 역동을 형성한다(표 12-9).

표 12-9. Alcoholic family에서 구성원들의 역할

역할	설명
알코올리즘 환자 (alcoholic)	주인공이다. 이 사람의 행동에 모든 구성원이 반응한다. 구성원들은 환자의 음주를 중심으로 그들의 에너지를 소비한다. 구성원 개인의 자유와 발전 가능성이 제한을 받는다.
주 유도자 (chief enabler)	음주 문제로부터 환자를 보호한다. 주로 배우자이다. 친구, 동료, 담당 의사도 이 역할을 할 수 있다. 문제가 은폐되기 때문에 환자가 문제를 자각하지 못하며 질병이 더욱 악화된다. 유도자는 안정을 유지하기 위해 더욱 힘든 임무를 부여받고 스트레스-관련 질환의 위험이 높다.
공동 의존자 (co-dependent)	환자로 인해 고통을 받는 동시에 환자를 조절한다. 자신의 삶의 의미가 환자이다. 환자가 단주하는 경우 공동 의존자는 자신의 삶의 의미를 상실하고 심각한 정신적 고통에 빠지게 되어 치료를 요하는 경우가 많다.
가족 영웅 (family hero)	가족의 자랑거리이며 가족에게 자부심을 제공한다. 자신의 성공으로 환자의 음주 행동이 해결되지는 않지만 탁월해지려고 계속 노력한다. 자신이 불충분하다고 느낀다. 스트레스-관련 질환의 위험이 높다.
희생양 (scapegoat)	구성원들의 '화'(anger)를 분출하는 창구이다. 가족의 관심을 음주 문제에서 다른 곳으로 이동시킨다. '화'를 건강하게 표현하는 가족 역할 모형이 없기 때문에 이들은 폭발적이고 충동적이며, 자기 파괴적인 행동을 보일 수 있다. 알코올리즘의 위험이 높다.
잊혀진 아이 (lost child)	타인의 관심을 끌려고 노력하지 않으며 가족으로부터 고립되어 있다. 텔레비전, 비디오 게임, 무생물적인 대상에 과집착하는 경향이 있다. Eating disorder가 흔하다.
가족 광대 (family mascot)	스트레스에 대해 코믹한 행동으로 대처한다. 대부분 막내이다. Hyperactivity나 주의력 결핍 장애를 보이기도 한다. 성장하여 책임 수행에 지장을 초래할 수 있다. 알코올리즘의 위험이 높다.

3) 약물 치료

(1) 급성 중독

경증이나 중등도의 급성 중독은 특별한 치료가 필요하지 않다. 알코올성 혼수는 호흡 마비의 위험을 잘 넘기고 필요한 경우 투석을 고려한다. 낮은 혈중 알코올 농도에 동반된 혼수는 다른 질환을 의심한다(다른 약물 섭취, 뇌막염, 두부 손상, 간성 뇌증 등). 공격적인 행동이 계속될 때는 반감기가 짧은 로라제팜(1 mg 경구)이나 haloperidol(5 mg 근주)을 사용할 수 있다. 벤조다이아제핀은 혈중 알코올과 함께 과도하게 중추 신경계를 억제할 수 있고, 항정신성 약물은 금단 간질에 대한 역치를 낮출 수 있으므로 주의해서 사용한다.

(2) 알코올 금단

① 벤조다이아제핀

1주일 정도 사용한다. 반감기가 긴 클로로다이아제폭사이드와 다이아제팜이 선호된다. 노인이나 간 기능이 저하된 환자는 반감기가 짧은 로라제팜이나 옥사제팜을 사용한다. 클로로다이아제폭사이드는 진전 섬망과 금단 간질을 예방하는 효과가 크고 반감기가 길어 감량하지 않고 끊을 수 있는 장점이 있다. 심각한 금단 증상으로 입원한 경우 클로로다이아제폭사이드 30-60 mg(다이아제팜 10-20 mg, 로라제팜 2-4 mg에 해당)을 하루 용량으로, 금단 첫날에 4회 분할 처방하고 2일 간격으로 20-30%씩 감량하여 끊는다. 외래에서는 금단 증상이 없거나 경한 경우가 대부분이므로 위 용량의 $\frac{1}{2}$정도로 처방하거나 처방없이 환자를 매일 오도록 하여 금단 증상을 관찰한다.

② 치아민(thiamine)

경구용 치아민을 하루 30-60 mg으로 유지시킨다. 포도당 수액 정맥주사는 치아민의 고갈을 더욱 조장하여 섬망 증상이 악화될 수 있으므로 수액 1 L당 50-100 mg을 반드시 섞어서 투여한다.

③ 마그네슘

금단 경련의 과거력이 있거나 마그네슘의 보충이 필요한 경우는 1.5 g을 하루 용량으로 3회 분할하여 금단 기간에 사용한다.

④ 베타 차단제

일시적인 자율 신경계 항진(빈맥, 혈압 상승)에 대해서는 atenolol 50-100 mg을 하루 용량으로 처방한다.

⑤ 항정신성 약물

섬망이나 환각 증상이 심한 경우 일시적으로 할로페리돌 5 mg(또는 로라제팜 1-2

mg을 동시에)을 근주하거나 경구로 투여할 경우에는 3-4.5 mg을 하루 용량으로 2-3회 분할하여 처방한다. 항정신성 약물은 금단 간질에 대한 역치를 낮출 수 있으므로 주의해서 사용한다.

(3) 음주 충동

금단 증상 종료 후 음주 충동을 억제하기 위해 날트렉손, 아캄프로세이트, SSRI 계통의 약물을 3-6개월 이상 처방한다. 날트렉손은 오피오이드 수용체 길항제로 음주에 의한 긍정적 강화 효과(음주 시의 좋은 느낌)를 차단하며 25-50 mg을 하루에 1회 처방한다. 날트렉손은 간에서 대사되기 때문에 간 기능이 저하된 경우에는 주의가 필요하다. 아캄프로세이트는 GABA 수용체를 활성화시켜 단주 기간에 경험하는 부정적 강화 효과(금주 시의 좋지 않은 느낌)를 차단하며 1,332 mg-1,998 mg을 하루에 2-3회 분할 처방한다. 아캄프로세이트는 간에서 대사 되지 않고 신장으로 배설되기 때문에 간에 대한 위험성은 없으나 신장 기능이 저하된 경우에는 용량을 조절한다. SSRI 계통의 약물은 우울증이 동반된 경우 유용하다.

4) 지지망 형성

환자와 가깝게 생활하는 주변 사람들을 치료체계에 합류시켜 회복을 위한 지지망으로 바꾸어 주었을 때 알코올 의존에서 벗어난 생활을 유지하기 쉽다. 특히 집단의 영향을 많이 받는 한국 문화에서는 가까운 동료들로 구성된 '회복적인 지지망'의 유무가 결과에 결정적인 역할을 한다. 익명의 알코올 중독자들 모임(AA: alcoholics anonymous), 가족모임(Alanon), 지역 알코올 상담 센터, 시민 단체, 가정방문 간호사, 자원 봉사와 같은 지역사회 자원을 활용한다.

4. 음주 상담 실기 가이드

1) 음주문제 환자에 대한 접근 요약

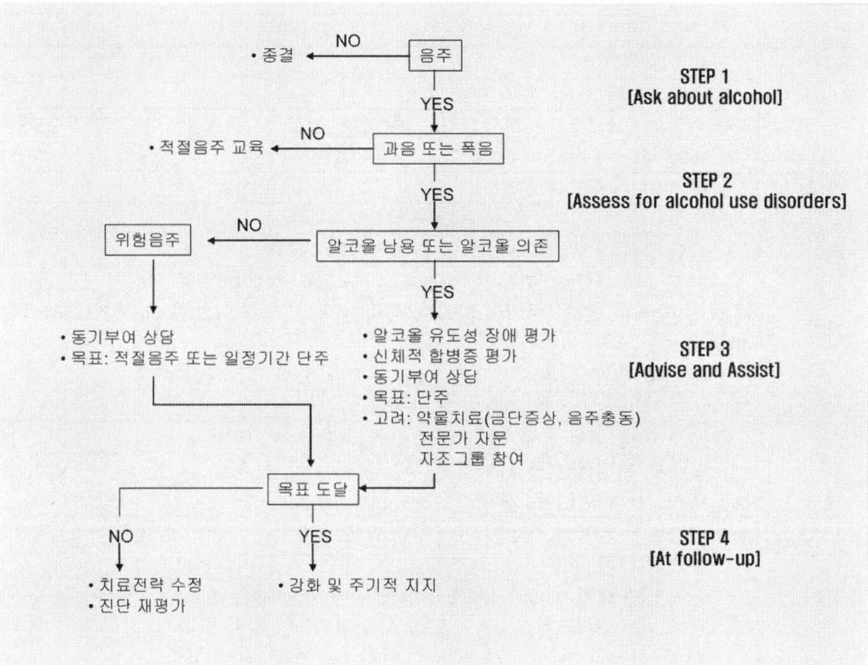

그림 12-3. 5A's approach to patients who drink too much

표 12-10. 음주 환자 진료 시 필수 체크리스트

<table>
<tr><th colspan="2">병력 청취 항목</th></tr>
<tr><td rowspan="3">음주 습관</td><td>1. 평상 시 1회 음주 양</td></tr>
<tr><td>2. 음주 빈도</td></tr>
<tr><td>3. 1회 최대 음주 양</td></tr>
<tr><td rowspan="5">사용 장애,
유도성 장애</td><td>1. 마지막 음주 일</td></tr>
<tr><td>2. 금단 증상(식은 땀, 불면, 불안, 손 떨림, 환각 등) 유무</td></tr>
<tr><td>3. 음주 충동 유무</td></tr>
<tr><td>4. 음주 조절력 손상 유무</td></tr>
<tr><td>5. 음주로 인한 생물정신사회적 문제(질병, 업무 지장, 폭력, 이혼, 법적 문제 등) 의 유무</td></tr>
<tr><td>기타</td><td>1. 다른 약물 복용력</td></tr>
<tr><th colspan="2">신체 검사 항목</th></tr>
<tr><td>필수</td><td>1. 금단 증상 유무(지남력, 손 떨림, 발한, 빈맥 등)</td></tr>
<tr><td>기타</td><td>음주 문제는 간담도, 소화기, 신경계, 내분비계, 심혈관계 등 전신의 모든 곳에 문제를 동반할 수 있다. 병력에 따라 검사할 신체 부위가 있으면 그 부위를 검사해야 한다.
** 각 신체 부위에 대한 검사 술기는 OSCE를 통해 연습하기 바람.</td></tr>
<tr><th colspan="2">환자 교육 항목</th></tr>
<tr><td rowspan="5">동기부여상담</td><td>1. 음주 상태(위험 음주, 알코올 남용, 알코올 의존) 설명</td></tr>
<tr><td>2. 음주로 인해 발생한 의학적 문제점들(이혼, 음주 충동, 음주 조절력 상실, 금단 증상, 기억 상실 등) 설명</td></tr>
<tr><td>3. 치료에서 환자의 결심이 가장 중요함을 설명</td></tr>
<tr><td>4. 목표에 대한 분명한 충고(조절 음주, 단주)</td></tr>
<tr><td>5. 환자가 선택할 수 있는 치료 방법들 설명(금단 증상에 대한 약물 치료, 음주 충동에 대한 약물 치료, 단주 모임(AA) 참가, 음주 일기 작성, 음주 환경에 대한 대처, 정신과 진료, 기타 지역의 치료 자원 이용 등).</td></tr>
<tr><th colspan="2">환자 의사 관계 항목(공통)</th></tr>
<tr><td rowspan="5">면담</td><td>1. 효율적으로 잘 물어보았다.
- 효율적 질문: 개방형 질문, 확인, 요약
- 피할 질문: 유도 질문, 복수 질문</td></tr>
<tr><td>2. 경청
- 대꾸하기, 경청 자세, 눈 맞춤, 말 가로채지 않기</td></tr>
<tr><td>3. 환자의 입장을 이해하려고 노력
- 공감 표현, 환자의 입장 파악</td></tr>
<tr><td>4. 환자가 이해하기 쉽게 설명
- 간단 명료, 이해도 점검, 질문 기회, 쉬운 용어</td></tr>
<tr><td>5. 환자와 좋은 유대 관계
- 자기 소개, 일상 대화, 존중, 자신감, 신뢰감</td></tr>
<tr><td>진찰</td><td>1. 신체 진찰 태도
- 손 위생, 가려주기, 사전 설명</td></tr>
</table>

2) 음주 상태에 따라 덧붙일 질문

- 어느 때 주로 술을 드시게 됩니까?
- 음주 양이 언제부터 많아졌습니까?
- 예전에 건강 상태를 점검한 것이 언제입니까?
- 신체적 합병증에 대한 평가의 필요성을 설명하고 교육한다(복부 초음파 검사, 위내시경 검사, 혈액 검사 등).

3) 음주 환자 증례의 사이 시험

* **진단 가설**: 위험 음주(알코올 사용 장애에 해당되지 않으나 과음, 폭음인 경우), 알코올 남용, 알코올 의존, 알코올 금단, 급성 알코올 중독, 섬망이나 환각 등의 알코올 유도성 장애들 중에서 진단 기준에 해당되는 것을 적는다. 가장 의심되는 질환부터 적는다. '위험 음주'⇒'알코올 남용'⇒'알코올 의존'의 병명은 같은 선상에서 심한 정도를 나타내므로 환자에게 해당되는 것 중에서 가장 심각한 것에 해당되는 진단명을 한 가지 적는다.

* **진단 계획**: 병력 청취로 음주 상태에 대한 평가가 거의 다 이루어지므로 상대적으로 비중이 적다. 음주로 인해 동반될 수 있는 신체적, 정신적 질환들을 평가하는데 필요한 검사를 기술한다. 불필요하거나 환자에게 해가 되는 검사를 적으면 감점될 수 있다.

* **치료 계획**: 현재 필요한 치료 계획을 적고 가장 의심되는 질환이 확진된 후의 치료도 적는다.

* **교육 계획**: 음주 상담에서 비중이 상대적으로 크다. 일차 진료 의사가 쉽게 이용할 수 있는 동기부여 상담 내용이 중요하다.

표 12-11. 금단 증상이 동반된 알코올 의존 환자의 사이 시험 예시

Assessment (우선 순위로 5가지를 쓰시오)		
1. 알코올 의존 2. 알코올 금단		
계획 (우선 순위로 쓰시오, 개수는 제한 없음)		
진단 계획	치료 계획	환자 교육 계획
1. 동반 정신 질환 평가 (우울증, 불안증, 성격장애 등) 2. 동반 신체 질환 평가 (간담도계, 위장관, 신경계, 내분비계, 심혈관계 등) 3. 4. 5.	1. 금단증상 약물 치료 2. 음주 충동 억제 약물 치료 3. 가족 치료 4. 개인 상담 5. 자조 모임 참여 6. 전문가 자문 또는 의뢰 7. 동반질환 치료	1. 음주로 인해 발생한 의학적 문제들을 제시한다. 2. 음주 행동 변화에 대한 환자의 책임을 강조한다. 3. 단주가 필요하다는 분명한 충고를 한다. 4. 음주할 수밖에 없었던 환자의 상황에 공감한다. 5. 치료 방법에 대한 환자의 선택을 존중한다. 6. 환자의 자기 효능감을 증진시킨다.

* 금단 증상이 없는 알코올 의존 환자 증례라면 진단 가설, 계획이 모두 바뀌게 되므로 이외의 각 질환에 대해서는 진단, 치료 및 환자 교육 계획을 스스로 작성해보기 바람.

참고 문헌

김종성. 고치기 어려운 알코올중독 환자에게 무엇을 해 줄 것인가? 알코올의존 환자의 병식에 대한 임상적 접근. 가정의학회지 2006; 27(4 Suppl): S537-42.

김종성, 박병강, 김갑중. 알코올성 질환의 진단과 치료. 서울, 한국의학, 2001.

김종성. 음주. 대한가정의학회 편. 최신가정의학. 서울, 한국의학 2007, p.229-42.

Albert CM, Manson JE, Cook NR, Ajani UA, Gaziano JM, Hennekens CH. Moderate alcohol consumption and the risk of sudden cardiac death among US male physicians. Circulation 1999; 100: 944-50.

Altieri A, Garavello W, Bosetti C, Gallus S, La Vecchia C. Alcohol consumption and risk of laryngeal cancer. Oral Oncol 2005; 41: 956-65.

American Psychiatric Association. Diagnostic and Statistical Manual of Mental Disorders, 4th edition, text revision(DSM-IV-TR). Washington DC, APA, 2000.

Bagnardi V, Blangiardo M, La Vecchia C, Corrao G. Alcohol consumption and the risk of cancer: a meta-analysis. Alcohol Res Health 2001; 25: 263-70.

Camargo CA, Hennekens CH, Gaziano JM, Glynn RJ, Manson JE, Stampfer MJ. Prospective study of moderate alcohol consumption and mortality in US male physicians. Arch Int Med 1997; 157: 79-85.

Corrao G, Rubbiati L, Bagnardi V, Zambon A, Poikolainen K. Alcohol and coronary heart disease: a meta analysis. Addiction 2000; 95: 1505-23.

Corrao G, Bagnardi V, Zambon A, La Vecchia C. A meta-analysis of alcohol consumption and the risk of 15 diseases. Prev Med 2004; 38: 613-9.

Cobbs EL, Duthie EH, Murphy JB. Geriatric review syllabus: A core curriculum in geriatric medicine, 5th edition. MA, Blackwell Publishing Co, 2002. p243-9.

Djousse L, Levy D, Benjamin EJ, Blease SJ, Russ A, Larson MG et al. Long-term alcohol consumption and the risk of atrial fibrillation in the Framingham Study. Am J Cardiol 2004; 93: 710-3.

Gaziano JM, Buring JE, Breslow JL, Goldhaber SZ, Rosner B, VanDenburgh M et al. Moderate alcohol intake, increased levels of high density lipoprotein and its subfractions, and decreased risk of myocardial infarction. N Eng J Med 1993; 329: 1829-34.

Laitinen K, Valimaki M, Keto P. Bone mineral density measured by dual energy X-ray absorptiometry in healthy finnish women. Calcif Tissue Int 1991; 48: 224-31.

Muntwyler J, Hennekens CH, Buring JE, Gaziano JM. Mortality and light to moderate alcohol consumption after myocardial infarction. Lancet 1998; 352: 1882-5.

Mukamal KJ, Kuller LH, Fitzpatrick AL, Longstreth WT Jr, Mittleman MA, Soscovick DS. Prospective study of alcohol consumption and risk of dementia in older adults. JAMA 2003; 289: 1405-13.

Morgan TR, Mandayam S, Jamal MM. Alcohol and hepatocellular carcinoma. Gastroenterology 2004; 127(5 Suppl 1): S87-96.

National Institute on Alcohol Abuse and Alcoholism. Helping patients who drink too much: a clinician's guide. NIAAA, 2005.

National Institute on Alcohol Abuse and Alcoholism. Assessing alcohol problems: A guide for clinicians and researchers. NIAAA, 1995.

National Institute on Alcohol Abuse and Alcoholism. Motivational enhancement therapy manual: a clinical research guide for therapists treating individuals with alcohol abuse and dependence. NIH publication No. 94-3723, 1999.

Niroomand F, Hauser O, Tiefenbacher CP, Katus HA, Kuebler W. Influence of alcohol consumption on restenosis rate on percutaneous transluminal coronary angioplasty and stent implantation. Heart 2004; 90: 1189-93.

Poschl G, Seitz HK. Alcohol and cancer. Alcohol Alcohol 2004; 39: 155-65.

Reynolds K, Lewis B, Nolen JD, Kinney GL, Sathya B, He J. Alcohol consumption and risk of stroke: a meta analysis. JAMA 2003; 289: 579-88.

Sacco RL, Elkind M, Boden-Albala B, Lin IF, Kargman DE, Hauser WA et al. The prospective effect of moderate alcohol consumption on ischemic stroke. JAMA 1999; 281: 53-60.

Walsh CR, Larson MG, Evans JC, Djousse L, Ellison RC, Vasan RS, et al. Alcohol consumption and risk for congestive heart failure in the Framingham Study. Ann Int Med 2002; 136: 181-91.

Wannamethee SG, Shaper AG, Perry IJ, Alberti KG. Alcohol consumption and the incidence of type II diabetes. J Epidemiol Community Health 2002; 56: 542-8.

Wannamethee SG, Camargo CA Jr, Manson JE, Willett WC, Rimm EB. Alcohol drinking patterns and risk of type 2 diabetes mellitus among younger women. Arch Intern Med 2003; 163: 1329-36.

Wannamethee SG, Shaper AG. Alcohol and sudden cardiac death. Br Heart J 1992; 68: 443-8.

Wegscheider S. Another chance. Palo Alto, Science and Behavioral Books Inc, 1981. p.127.

제 13 장
비 만

【김성수】

1. 기초 지식

1) 체중 조절 및 증가

(1) 에너지 균형 및 체중의 생리적 조절

에너지 균형의 기본원칙은 '에너지 저장의 변화 = 에너지 섭취 - 에너지 소비' 이다. 에너지 섭취가 소비보다 더 많을 때를 양성 에너지 균형(positive energy balance)이라 하고 이때는 에너지 저장과 체중이 증가한다. 이와 반대로 음성 에너지 균형(negative energy balance)일 때는 에너지 섭취가 소비보다 더 적으며 에너지 저장과 체중이 감소한다. 정상적인 상태에서는 식사에 따라, 일간 또는 주간으로 체중이 변하지만 지속적으로 증가하지는 않는다. 다양한 생리적 기전이 작용하여 전체 에너지 섭취와 전체 에너지 소비사이에 균형이 이루어져서 장기간 체중을 안정되게 유지한다. 따라서 비만은 상당한 기간 동안 양성 에너지 균형이 지속되어야만 발생할 수 있다.

(2) 식사 및 신체활동 유형

식사인자 및 신체활동 유형은 에너지 균형에 강한 영향을 미친다. 그리고 이는 체중 증가와 관련된 많은 외적 인자 중에서 수정할 수 있는 중요한 인자이다. 특히, 에너지 밀도가 높은(고지방) 음식과 좌식 생활양식은 비만의 유병률 증가와 가장 밀접한 관련이 있다.

① 식사인자

가) 거대 영양소(macronutrient)

표 13-1에 거대 영양소의 주요 특성을 정리하였다. 지방은 대사적 측면에서 볼 때 소비와 산화의 수준에서 조절이 잘 되지 않으며 에너지 밀도가 높아서 과다한 에너지를 섭취하게 한다. 따라서 지방은 다른 거대 영양소보다 체중 조절을 더 어렵게 만들 수 있다. 설탕과 같은 단순 당질이 체중 조절에 미치는 영향에 대해서는 견해가 다양하다. 그러나 과다 섭취를 하는 경우 특정 집단에서는 문제가 될 수 있다. 즉, 단순 당질을 과다 섭취하게 되면 인슐린 분비가 증가하여 지방 분해가 억제되고 당질에서 지방으로 전환(de novo lipogenesis)이 촉진되어 체내 지방 조직의 증가와 고중성지방혈증이 발생할 수 있다. 고단백식사를 하면 에너지 섭취와 체중 조절에 유리할 수 있다. 그러나 동물성 단백질을 과다 섭취하는 경우에는 이상지질혈증이 발생할 위험이 있다.

표 13-1. 거대 영양소의 특성

	단백질	탄수화물	지방
섭식을 멈출 수 있는 정도	높음	중간	낮음
공복감을 억제하는 정도	높음	높음	낮음
일일 에너지 섭취에 대한 기여도	낮음	높음	높음
에너지 밀도	낮음	낮음	높음
체내에 저장되는 정도	낮음	낮음	높음
과다 섭취를 한 경우 다른 영양소로 전환되는 대사 경로	있음	있음	없음
자동 조절(섭취때 산화를 자극하는 정도)	우수	우수	불량

나) 식사 유형

식사 유형은 인종과 문화에 따라 매우 다양하다. 풍족한 사회에서 규칙적인 고지방의 간식은 전체 식사 섭취량의 증가와 관련이 있으나 간식이 비만의 원인이라는 점에는 논쟁의 여지가 있다. 체중 감량을 위해 아침식사를 먹지 않으면 오후에 과식을 할 수 있다. 인과관계가 확실하지는 않지만 폭식과 야식은 비만과 관련이 있다.

② 신체활동 유형

단면적 연구 결과에 의하면 체질량지수와 신체활동은 종종 음의 상관관계를 보인다. 즉, 비만한 사람이 마른 사람보다 활동량이 더 적다는 것을 의미할 수 있다. 그러나 이러한 결과로는 비만으로 인하여 활동량이 감소되었는지 아니면 활동량의 감소로 비만이 발생하였는지에 대한 설명을 할 수 없다. 미국 1차 국민영양건강조사(NHANES-I) 자료를 이용한 코호트연구 결과에서 10년간 심한 체중증가(〉 13 kg)는 신체활동이 적은 군과 강한 상관관계가 있었다. 신체활동이 적은 군은 신체활동이 많은 군에 비하여 심한 체중증가가 나타날 위험이 남자에서는 3.1배(95% Cl = 1.6-6.0), 여자에서는 3.8배(95% Cl = 2.3-6.5)였다. 이러한 결과는 신체활동 부족이 체중증가의 원인 및 결과가 될 수 있음을 시사한다.

(3) 환경 및 사회적 영향

① 사회 구조의 변화

최근 전 세계적으로 비만의 유병률이 빠르게 증가하고 있다. 아주 짧은 기간 동안에 유병률이 증가한 점을 고려한다면 이의 주원인은 인구집단의 유전적 변화보다는 사회 환경적 변화라고 볼 수 있다. 전통적인 생활양식에 따라 사는 사람들의 대부분은 나이가 들어도 체중이 거의 증가하지 않는다. 현대화가 되면서 음식이 풍부해지고 생활하는데 필요한 에너지 요구량이 상당한 정도로 감소되었다.

② 사회 내부의 변화

비만과 사회 경제적 상태의 관련성을 일반화하기는 매우 어렵다. 사회 경제적 상태와 비만과의 관련성에 대한 문헌 고찰에서 선진국의 여성에서는 사회 경제적 상태와 비만은 역 상관관계가 있었으나 남자와 소아에서는 다양하게 나타났다. 그러나 개발도상국에서는 남자, 여자, 소아 모두에서 사회 경제적 상태와 비만이 강한 상관관계를 나타내었다. 선진국 진입상태에 있는 국가에서는 사회 경제적 상태와 비만과의 관계가 상관관계에서 역 상관관계로 서서히 교체되는 경향을 보인다.

선진국에서는 교육 수준과 체중은 역 상관관계를 보인다. 프랑스, 영국, 미국에서 조사한 결과에 의하면 비만 남성과 여성의 비율은 교육 수준이 낮은 군에서 더 높게 나타났다. 교육 수준이 높은 사람이 낮은 사람보다 식사 권고를 잘 이행하고 문제되는 행동을 보다 더 잘 수정할 수 있다는 사실로 이러한 역 상관관계의 일부를 설명할 수 있다.

③ 문화적 영향

문화는 음식의 섭취와 신체활동 유형에 영향을 미친다. 어릴 때 형성된 문화적 행동과 신념은 종종 깊이 남아있고 성인이 되어서도 거의 의문을 품지 않고 자식에게 이러한 지식을 전한다. 그러나 태도와 신념은 세월이 지남에 따라 변할 수 있다. 비교적 풍족한 인구집단 간에서도 비만의 이환율이 서로 다르다는 사실은 문화적 가치와 전통이 비만의 발생에 영향을 미칠 수 있음을 시사한다.

(4) 개인의 생물학적 감수성

역학, 유전학 및 분자생물학적 연구를 통하여 다른 사람보다 쉽게 비만이 될 수 있는 사람이 있다는 사실을 알게 되었다. 비만은 여러 가지 인자에 의해서 발생되는 질환이다. 양성 에너지 균형을 초래하는 생활양식 뿐 아니라 유전적으로 양성 에너지 균형이 쉽게 생기는 사람에서도 발생한다. 더구나 비만 환자가 서로 같지는 않다. 환자에 따라 체지방의 양과 분포가 다르며, 체중이 증가할 때 지방이 주로 축적되는 부위도 다르다. 이러한 차이는 유전적 차이 뿐 아니라 개인의 과거 경험 및 주위 환경에 의해서도 발생된다.

(5) 체중을 증가시키는 다른 인자들

① 금연

흡연을 하면 단기간 대사율이 증가하고 음식 섭취량이 감소하는 경향이 있다. 흡연과 체중은 역 상관관계가 있으며 금연을 하면 흔히 체중이 증가한다. 미국 1차 국민영양건강조사(NHANES-I) 자료를 이용한 코호트 연구에서 금연으로 인한 평균 체중증가는 남성에서 3.8 kg, 여성에서 2.8 kg이었다. 남성의 9.8%, 여성의 13.4%에서 금연 후 체중이 심하게 증가(13 kg 이상)하였고 55세 이하인 경우와 하루 15개비 이상 흡연하는 사람에서 이러한 위험이 높았다.

② 과음

인체 내에서 알코올은 저장이 되지 않으며 섭취한 알코올은 다른 거대영양소보다 먼저 산화된다. 따라서 알코올이 인체에 필요한 에너지의 일부를 공급하게 되면 음식 섭취로 인한 에너지로부터 지방으로 저장되는 비율이 증가한다. 역학연구에서 알코올을 과다하게 섭취하는 경우에는 오히려 마른 경향이 있다. 이러한 현상이 나타나는 이유는 음식 섭취가 감소하고 필요한 에너지의 많은 양이 알코올로부터 공급되는 것과 관련이 있다.

③ 약물

삼환계 항우울제(tricyclic antidepressants, TCA), lithium, sulphonylurea, β-차단제(blockers), 스테로이드(steroids), 인슐린(insulin), cyproheptadine, valproic acid, neuroleptics, phenothiazine 등과 같은 약물은 체중을 증가시킬 수 있다.

④ 질병

Prader-Willi 증후군, Bardet-Biel 증후군과 같은 유전 질환 외에도 갑상선기능저하증, 쿠싱 증후군(Cushing's syndrome), 시상하부 종양 등으로 비만이 발생될 수 있다. 그러나 이러한 질환으로 인한 비만은 드물다.

⑤ 심한 활동량 감소

일부 개인에서 활동량이 심하게 감소되었는데도 음식 섭취를 줄이지 않는 경우에 비만이 될 수 있다. 운동 선수가 은퇴한 경우, 사고 후 휠체어를 이용하는 경우, 관절염으로 보행장애가 있는 경우에 체중이 증가할 수 있다.

⑥ 사회 환경의 변화

결혼, 출산, 새로운 직장, 기후 변화 등과 같은 사회적 요인들은 식습관에 부정적인 변화를 초래하여 체중증가가 발생할 수 있다.

2) 한국인에서 비만의 기준

세계보건기구(WHO)는 과거 유럽인의 연구에서 많이 이용된 분류와 비슷한 체질량지수(Body mass index, BMI)를 기준으로 하여 비만의 분류 체계를 제시하였다(세계보건기구, 1998, 표 13-2). 이 제안에서는 흡연이나 동반된 만성병과 같은 교란변수를 최소화한 사망률에 따라 체질량지수 범위를 저체중, 과체중, 비만으로 나누었다.

표 13-2. 서구지역에서 비만의 분류 (세계보건기구, 1998)

분 류	체질량지수(kg/m²)	동반질환의 위험도
저체중	< 18.5	낮다(다른 임상질환의 위험은 높다)
정상 범위	18.5-24.9	보통
과체중 :		
비만 전 단계	25-29.9	증가
1단계 비만	30-34.9	중등도
2단계 비만	35-39.9	고도
3단계 비만	>40	매우 고도

한국을 포함한 아시아-태평양 지역에서는 위험 인자와 유병률에 따라 유럽인과 다른 범위를 제안하였다(표 13-3). 한국인에서 과체중(BMI 〉 23 kg/m^2)과 비만(BMI 〉 25 kg/m^2)의 분별점은 WHO의 기준보다 낮다. 이러한 분별점을 지지하는 자료로는 홍콩에 살고 있는 중국인의 연구가 있으며, BMI 〉 23 kg/m^{2}에서부터 유병률이 증가한다. 제한적이지만 우리나라 자료에 근거하여 비만을 정의할 때 이환율을 기준으로 본다면 체질량지수 25 kg/m^{2}이상이 적절하고, 사망률을 기준으로 본다면 30 kg/m^{2}이상이 적절하다고 본다. 현재 우리나라의 비만 이환율이 증가하는 추세에 있으므로 공중보건예방을 고려한다면 비만의 기준을 체질량지수 25 kg/m^{2}로 정하는 것이 합당하다. 따라서 한국인에서 과체중은 체질량지수 23 kg/m^2 이상, 비만은 체질량지수 25 kg/m^2 이상, 고도 비만은 30 kg/m^2 이상으로 정의하며, 이러한 기준은 세계보건기구 아시아태평양지역 지침과도 일치한다.

허리 둘레에 따른 위험도는 집단에 따라 다르다. 일반적으로 아시아인은 체질량지수 기준으로 비만이 아니어도 복부 비만의 정도가 심하다. 2005년 대한비만학회에서는 국민건강영양조사의 자료를 분석한 결과를 근거로 한국인의 허리 둘레 기준을 남성에서 90 cm, 여성에서 85 cm를 분별점으로 정하였다(표 13-3). 비만의 평가에 허리 둘레 측정을 포함시키는 것은 매우 중요하며, 체중 변화 없이 허리 둘레가 감소하는 것은 위험도를 유의하게 저하시킨다.

표 13-3. 한국인의 비만의 분류

분 류	체질량지수(kg/m^2)	동반질환의 위험도	
		허리 둘레	
		〈 90 cm(남성) 〈 85 cm(여성)	〉 90 cm(남성) 〉 85 cm(여성)
저체중	〈 18.5	낮다(다른 임상질환의 위험은 높다)	보통
정상 범위	18.5-22.9	보통	증가
과체중 :			
위험체중(과체중)	23-24.9	증가	중등도
1단계 비만	25-29.9	중등도	고도
2단계 비만	〉 30	고도	매우 고도

3) 비만과 관련된 질환 (표 13-4)

표 13-4. 비만과 관련된 질환

현저히 증가(3배 이상)	중등도 증가(2-3배)	약간 증가(1-2배)
2형 당뇨병	심장병(관상동맥질환)	암(갱년기 후 유방암, 자궁내막암, 대장암)
담낭질환	고혈압	다낭성 난소질환
이상지혈증	골관절염(무릎)	불임
인슐린저항성	고요산혈증 및 통풍	요통
호흡장애		마취위험증가
수면무호흡증		임신 시 태아이상

체질량지수가 25이상이면 고혈압, 당뇨병, 고지혈증의 위험이 2배 이상 증가하며, 30이상인 경우에는 사망률이 1.5배 이상 증가(국민건강영양조사 1996-2000년)

2. 비만 환자에 대한 5A's 접근 상담

1) Ask & Assess

(1) 체질량 지수(body mass index, BMI)

체질량지수는 키와 체중을 이용하여 비만의 정도를 평가하는 방법 중 하나로서 kg 단위로 측정한 체중을 m 단위로 측정한 키의 제곱으로 나누어준 값이다.

체질량지수 = 체중(kg)/신장(m^2)

한국인에서 과체중은 체질량지수 23 kg/m^2 이상, 비만은 체질량지수 25 kg/m^2 이상, 고도 비만은 30 kg/m^2 이상으로 정의한다.

(2) 허리 둘레(waist circumference, WC)

허리 둘레는 직립 자세에서 다리를 어깨 넓이로 벌리고 골반 장골능 상단 또는 늑골의 최하위와 골반 장골능 상단 사이의 중간 부위를 측정한다. 측정 시에 줄자는 지면과 평행해야 하며 호기 말에 줄자의 압력을 일정하게 가한 후 측정한다.

한국인은 허리 둘레가 남성에서 90 cm, 여성에서 85 cm 이상일 경우 복부 비만이 있다고 한다.

(3) 동기 평가

체중 감량의 동기가 건강 문제인지 아니면 미용적인 문제(외모)인지를 파악한다. 치료에 대한 순응도를 높이기 위해서는 행동 변화 모델에 근거해 변화 단계를 평가한다('제11장 건강 증진 개요. 2. 행동 변화 모델과 동기 부여 상담' 참고).

대부분의 비만 환자는 체중 감량을 시도한 경험이 있다. 그러나 모든 환자가 행동을 바꾸고 이를 유지할 준비가 되어 있지는 않다. '살을 꼭 빼야 한다.'라고 말하면서 식사 일기를 기록하지 않거나 하루에 20~30분 더 걷기를 실천하지 않고 식사 조절하기를 싫어하는 환자가 드물지 않다. 따라서 체중 감량을 원하는 환자에게 행동을 바꿀 준비가 되어 있는지를 평가해야 한다. 체중 감량에 대한 동기는 체중 조절에서 가장 중요한 요소 중 하나이다.

(4) 식사 습관 및 신체활동 평가

가) 식사 습관

아침 식사를 하는 지, 규칙적으로 식사를 하는 지, 폭식을 하는 지, 어떤 종류의 음식/맛을 좋아하는 지, 텔레비전을 보면서 간식을 먹는 지 등에 대해서 물어본다. 식사 일기를 작성하게 함으로써 환자 스스로 자신의 식사 습관을 관찰하도록 할 수 있고 객관적으로 평가할 수 있다. 식사 일기는 평가이면서 동시에 치료이다. 환자가 먹은 것을 인식하지 못하는 경우에는 식사의 양보다는 식사의 종류 및 식사 형태에 중점을 두고 평가한다.

나) 신체활동

신체활동에 대해서는 4가지 항목에 대해 평가한다.

① Frequency (빈도) : 주 당 운동 횟수를 평가한다.

② Intensity (강도) : 운동의 강도를 주관적으로 느끼는 정도(rating of perceived exertion, RPE) 또는 최대산소섭취비율(%VO2max), 최대심박수비율(%HRmax)로 평가한다.

③ Type (종류) : 운동의 종류를 평가한다.

④ Time (운동 시간) : 운동할 때 운동 시간을 평가한다.

보수계(pedometer)를 이용해 보행 거리를 기록하게 하는 것도 좋은 방법이다. TV를 시청하거나 오락을 하는 시간도 기록하게 한다.

2) Advice

(1) 치료 목표 설정

환자가 비현실적인 치료 목표를 가지고 있는 경우에는 적절한 체중 감량을 과소 평가하게 되며 적절한 체중 감량을 요구하는 치료를 거부하게 된다. 자신이 정한 체중 감량 목표에 도달한 사람은 그렇지 못한 사람보다 더 오래 동안 체중을 유지할 수 있다. 그리고 자신이 정한 목표를 달성하지 못하는 경우에는 자신의 체중 조절 능력에 대한 자신감이 상실되어 체중 유지를 위한 행동을 포기하게 된다. 따라서 성공적인 치료를 위해서는 현실적인 치료 목표를 세우고 이를 환자가 받아들이는 것이 중요하다.

체중은 초기 체중의 5~10% 감량이 적절하다. 현실적 목표를 수용하는 과정 자체가 치료에 해당된다. 일시적인 체중 감량이 아니라 장기간 유지하는 것을 목표로 해야 한다. 체중 감량의 주된 목적은 비만으로 인한 이환율과 사망률을 감소시키는 것이다.

(2) 동기 부여 상담

제 11 장 건강 증진 개요. 2. 행동 변화 모델과 동기 부여 상담 참고.

3) Assist & Arrange

이 장 3. 비만의 치료 참고.

3. 비만의 치료

1) 식사요법

(1) 열량제한 식사

열량제한은 비만 치료에서 기본이 된다. 하루에 500 kcal의 열량을 줄이면 1주일에 500 g의 체중이 감량된다. 초저열량식사(하루 800 kcal 이하)는 고도 비만 환자가 아니면 바람직하지 못하며 의사의 지도하에 시행하여야 한다. 경도나 중등도 비만 환자가 초저열량식사요법을 시행하면 심각한 탈수증과 같은 부작용이 발생할 가능성이 높다. 이러한 식사요법은 비만 수술을 고려하고 있는 고도 비만 환자에게 유용한 방법이다. 저열량식사요법(하루 800~1,200 kcal)은 초저열량식사요법보다 대사 장애의 위험성이 적지만 역시 의사의 지도하에 시행해야 한다. 동반질환으로 체중 감량이 꼭 필요한 환자에서 시행하는 것이 적절하다. 하루 1,200 kcal 미만으로 섭취하는 경우에는 별도로 비타민이나 무기질을 보충할 필요가 있다. 남성에서 하루 1,500 kcal 이상, 여성에서 하루 1,200 kcal 이상을 섭취하는 경우에는 대사 장애를 초래하는 경우가 드물다. 그러나 일일 에너지 요구량이 많은 사람에서 체중이 빠르게 감소(1주에 1 kg 이상 감소)할 때 대사 장애가 나타날 가능성이 있다.

(2) 고당질 (저지방) 식사

저열량식사요법을 할 때 적절한 당질(하루 100 g 이상)을 공급하면 전해질 소실과 탈수를 최소화하여 기립성 저혈압을 최소화할 수 있으며 당질 대신 단백질이 소비되는 것을 막을 수 있다(protein sparing effect). 보통 지방을 줄이고 설탕이나 감미료의 사용을 제한하며 과일, 채소, 곡류를 주로 섭취한다. 지방 섭취의 감소로 전체 열량의 섭취가 감소에 도움이 된다. 이러한 식사는 에너지 밀도가 낮고 같은 열량의 지방보다 음식의 양이 많으므로 열량을 적게 섭취하고도 포만감을 느낄 수 있는 장점이 있다. 그리고 섬유질이 많아서 식사요법을 할 때 흔히 동반되는 변비의 예방에 도움이 된다. 이러한 대중식사요법에는 스즈끼식 다이어트, 각종 과일 다이어트 등이 있다.

이러한 식사요법을 하는 경우에는 필수 지방산 및 미량영양소가 결핍될 가능성이 있다. 또한 열량을 제한할 때 그 중요성이 증가되는 생물학적 역가가 높은 단백질(high biologic value dietary protein)의 섭취가 부족할 수 있다. 그 외 과다한 당질의 섭취로 인슐린 분비가 증가되면 지방 분해가 억제되고 당질이 지방으로 대사(de novo lipogenesis)되어 지방조직이 증가할 수 있다.

이러한 고당질, 저지방 식사요법은 미국심장학회(American Heart Association)에서 권장하는 식사요법이다. 이는 고콜레스테롤혈증 환자를 기준으로 지침을 정하였고 심혈관질환의 위험과 관계있는 지방(특히, 포화지방)을 줄이는 것이 목적이다. 그러나 제 2형 당뇨병 환자에서는 중성지방은 높고 HDL-콜레스테롤은 저하되어 있고 총콜레스테롤과 LDL-콜레스테롤은 정상인과 비슷하다(약 40 %에서는 LDL-콜레스테롤이 증가). 제2형 당뇨병 환자에서 이러한 식사요법을 하는 경우에는 당질 섭취가 증가하여 혈당 및 중성지방이 증가할 수 있으므로 주의해야 한다.

(3) 저당질 (중등도 지방) 식사

당질이 부족하면 단백질이 당신생(gluconeogenesis)과정을 통해 당으로 전환되면서 체내의 단백질이 소실된다. 이러한 단백질 부족은 외부에서 충분한 양을 공급하면 제지방의 감소를 최소화할 수 있다. 또한 저혈당으로 인슐린의 분비가 감소되고 지방의 분해가 촉진되어 유리지방산이 증가하면 케톤체(ketone bodies)가 형성되어 포도당 대신 에너지로 사용된다. Robert C. Atkins의 "Dr. Atkins' New Diet Revolution", H. Leighton Steward 등의 "Sugar Busters! Cutting Sugar to Trim Fat"은 이러한 이론을 주장을 하는 대표적인 저서이다. 이와 같은 유형의 대중식사요법에는 덴마크식 달걀 다이어트, 율무 다이어트, 미국식 화학 다이어트, 고기 다이어트(황제 다이어트) 등이 있다.

당질 섭취가 감소하여 케톤증(ketosis)이 발생하면 심한 이뇨증상을 보이면서 체액 소실을 초래한다. 이러한 케톤증은 당질을 하루 100 g 이하로 섭취할 때 나타난다. 케톤증으로 인한 탈수는 저당질 식사의 초기에 빠르게 일어난다. 일반적으로 1 g의 단백질이나 글리코겐이 분해될 때 3 g의 수분이 방출된다. 저당질 식사는 다른 음식을 충분히 섭취하여도 당질 섭취가 심하게 제한되면 체중이 감소된다. 지속적으로 열량섭취를 줄이지 않으면 식사 당질의 재공급과 정상적인 생리조절 기전을 통하여 체중이 원상태로 돌아간다. 우리나라 사람들은 일반적으로 하루 섭취 열량의 약 70%를 당질로 섭취한다. 이는 하루 당질 300 g에 해당되는 양이다. 따라서 하루 당질의 섭취량의 2/3 이상을 줄여야 하므로 보편적으로 적용하기가 쉽지 않다.

저당질 식사요법의 부작용으로 전해질 및 수분소실로 인한 어지러움, 기립성 저혈압, 피로, 구취, 고요산혈증 등이 나타날 수 있다. 또한 저당질 식사를 할 때 육류의 섭취량이 늘면서 지방섭취량이 증가하는 경향이 있으므로 열량과 포화지방산의 증가로 관상동맥질환의 위험이 증가될 수 있다.

(4) 식사요법을 할 때 지켜야 할 원칙

현재까지의 연구 결과로는 보편적으로 적용할 가장 좋은 한 가지 식사요법을 결정할 수는 없다. 비만치료를 위한 식사요법을 시행할 때 가장 중요한 것은 섭취하는 총열량을 제한하는 것이다. 아래와 같은 원칙을 지키면서 개인의 음식에 대한 선호도나 건강상태를 고려한 식사요법을 시행한다. 무엇보다 중요한 것은 평생 유지할 수 있는 식사요법을 선택하는 것이다.

식사요법을 할 때 포화지방산과 트랜스지방산이 많은 음식(버터, 마가린 등)을 줄인다. 아침식사를 포함하여 하루 세끼 이상을 섭취한다. 식사섬유가 풍부한 음식(예 : 채소 등)을 섭취한다. 알코올 섭취를 피한다. 설탕이 함유된 음료를 피한다. 열량 제한은 현재 섭취량에서 하루 500~1,000 kcal 이내로 감량한다.

(5) 열량 제한과 체중 감량

하루 500 kcal의 열량을 제한하면 1주일 후 이론적으로 체중은 얼마나 감량할 수 있는가?

지방 1 g = 9 kcal, 지방조직 1 g = 약 7 kcal (지방조직 내 지방량을 80%로 계산한 경우)
1주일 동안의 열량 제한 = 500*7=3500 kcal

열량 제한으로 인한 부족한 에너지가 지방조직의 중성지방으로 100% 충원된다면 3500 kcal/7=500 g 즉, 500 g의 지방이 감소될 수 있다.

2) 신체활동(운동)

(1) 신체활동(운동)의 건강에 대한 효과

① 인슐린 작용 및 당내성(glucose tolerance)의 개선
② 혈압 감소 및 고혈압의 발생위험 감소
③ 이상지혈증 개선[고밀도지단백콜레스테롤(HDL-C)의 증가, 중성지방 및 저밀도지단백콜레스테롤(LDL-C)의 감소]
④ 심폐기능 개선
⑤ 전체사망률 및 심혈관질환의 사망률 감소
⑥ 체중 조절
⑦ 긍정적인 심리적 효과: 정서 조절, 스트레스 감소, 자신감 개선, 체형과 체중에 대한 만족감 등

(2) 운동 처방

① 운동 처방의 구성

운동 처방은 빈도, 시간, 강도로 구성된다. 운동 처방의 목표는 체중 감량, 체지방 감소, 지방산화의 증가, 위험인자 감소, 체력개선, 건강 등 목적에 따라 달라진다. 건강 증진을 위해서는 빠른 걸음과 같은 경도에서 중등도의 강도(%VO2max)로 주 3~6일, 30~60분 정도 운동을 하는 것이 좋다. 체중 감량을 목적으로 운동을 하는 경우에는 최소한 20분 이상, 주 3회 이상 하면서 약 300 kcal를 소비할 수 있는 강도로 처방을 한다. 주 4회 이상 운동을 하는 경우에는 200 kcal 정도를 소비하도록 강도를 줄일 수 있다. 조깅, 자전거 타기, 에어로빅 체조, 수영 등과 같은 운동을 하는 경우에는 처음에는 일주일에 3일, 적어도 20분 정도 한다. 장기적인 목표로는 일주일에 5일 이상, 60분 이상이 적절하다. 심혈관질환 개선이나 체중 감량을 목적으로 운동을 할 때는 운동 강도를 경도에서 중등도(40-60% VO2max)로 하는 것이 가장 적절하다. 그러나 인슐린 저항성을 개선시킬 목적으로 운동을 하는 경우에는 약간 더 높은 강도(60-75% VO2max)로 처방할 필요가 있다.

② 운동 강도의 측정

운동의 강도는 보통 최대산소섭취비율(%VO2max)로 처방한다. 통상적으로 외래에서 처방할 때는 VO2max를 측정하기가 힘들기 때문에 운동의 강도를 최대심박수비율(%maximal heart rate, %HRmax) 또는 주관적으로 느끼는 힘든 정도(rating of perceived exertion, RPE)에 근거하여 처방한다. %HRmax와 RPE는 마른사람과 비만환자 모두에서 %VO2max와 선형의 상관관계가 있다. 정상체중인 경우에는 '%HRmax = 220 - 나이'를 이용하고 비만 환자에서는 '%HRmax = 200 - 0.5 × 나이'로 계산하는 것이 더 정확하다. 즉, 심한 비만 환자에서 체중을 감량한 후에는 같은 %HRmax이더라도 체중 감량 전보다 강도가 더 증가할 수 있다. 특정 RPE에 해당되는 %VO2max(예; 70% = 13-14 RPE)는 체중 감량 전후에도 변화가 없다. 따라서 비만 환자에서 운동 강도의 주관적 지표로 RPE를 사용할 수 있다.

③ 위험 평가

중등도 강도의 운동은 대부분의 사람에서는 안전하다. 그러나 활동이 거의 없는 비만 환자에서는 심혈관계 위험 인자, 심폐기능, 근골격계 문제, 투약 중인 약물에 대한 평가가 필요하다. 위험 인자가 있는 경우에도 대부분은 중등도 강도로 시작하면 안전하다. 심혈관계 질환이나 대사질환이 의심되는 경우에는 운동부하 검사와 같은 정밀 검사가 필요하다.

(3) 운동 처방의 새로운 접근 (신체활동의 임상 적용)

미국성인에 대한 최근의 조사에서 여성의 44%, 남성의 29%에서 체중감량을 시도하고 있으며 권장량인 주당 150분 이상 신체활동을 하는 사람은 40% 미만으로 확인되었다. 다른 조사에서는 과체중과 비만 환자의 54% 이상에서 의사로부터 운동에 대한 조언을 듣지 못하였다고 한다. 형식에 얽매인 운동 계획은 특히, 비만 환자에서 지속하기가 어렵다고 알려져 있다. 이러한 통계를 개선하기 위해서는 신체활동에 대한 장애물을 이해하고 철저하게 행동치료를 시행하는 것이 중요하다. 과체중인 사람들이 규칙적으로 신체활동을 하도록 장려하는 데는 전통적인 형태의 운동보다 일상생활을 통한 신체활동과 짧은 기간의 운동을 여러 번 시행하는 것과 같은 운동 처방이 더 좋을 수 있다.

신체활동이 없는 사람들이 낮은 수준의 신체활동 및 심폐기능상태(cardiorespiratory fitness)를 중등도 수준으로 변화시키면 혈청 콜레스테롤농도의 개선, 혈압 강하, 및 사망률 감소와 같은 건강상의 이점을 얻을 수 있다는 근거에 기초하여 공중보건을 위한 현재의 신체활동지침에서는 중등도 강도의 활동을 강조한다. 현재의 문헌에 근거하면 초기 합의사항에서 추천한 것보다 더 낮은 강도의 신체활동을 하는 경우에도 건강에 도움이 될 수 있다. 신체활동의 이점은 특별한 역치에서 나타나기 보다는 강도와 시간에 따른 용량 반응 곡선의 형태로 나타난다. 가장 최근에 합의된 신체활동지침의 새로운 형태 중 하나는 24시간 동안 중등도 강도의 신체활동을 여러 번 시행하는 것이다.

① 짧은 시간의 신체활동

신체활동을 여러 차례 시행하는 것(accumulating physical activity)에 대한 지침은 중등도 강도의 신체활동으로 에너지 소모를 권장 수준까지 한다면 건강(health and fitness)에 도움이 된다는 사실에 근거하고 있다. 최근 하루에 긴 시간의 활동(30분 이상 지속하는 전통적인 활동)과 짧은 시간(5~15분)의 활동을 여러 번 반복하는 것을 비교한 몇몇 논문에서 신체활동의 총량이 같은 경우에는 모두 체중조절, 심폐기능상태, 및 심혈관위험이 개선되었다. 게다가 짧은 시간의 활동을 여러 번 반복하는 경우에서 참여도와 순응도가 증가하는 경향을 보였다.

② 신체활동의 행동 접근법

신체활동은 다양한 생물학적, 환경적, 및 정신사회적 영향을 받는 행동이다. 행동으로써 신체활동은 이들과 같은 인자의 영향 아래 수 년 동안 누적될 수 있다. 전통적인 운동 처방법으로는 신체활동과 관련된 독특한 행동의 영향을 고려할 수 없다. 단순히 강도, 빈도 및 시간으로 운동 처방을 하는 경우에는 변화에 대한 동기가 아주 높은 일부 개인에서만 효과가 있다. 많은 과체중 및 비만 환자들은 전통적으로 체계화된 운동법에서 신체활동에 대한 장애를 경험한다. 전통적 운동 처방 모델의 제한 때문에 운동이 필요한 환자의 신체활동을 유의한 수준으로 증가시킬 수 있는 새로운 전략이 필요하다. 생활양식으로써 신체활동과 매일 중등도 이상의 짧은 활동을 여러 차례 하는 것과 같은 대체 신체활동을 제공하는 것 외에 효과적인 행동수정기법을 적용하면 환자가 임상적으로 효과적인 수준의 신체활동을 더 잘 수행할 수 있다.

3) 인지행동치료

인지행동모델에서 비만의 문제는 정신병리가 아니라 섭식행동 이상이라고 본다. 행동치료는 음식 선택과 섭식행동을 조절하고 환경과 환경 자극에 대한 반응을 개선시켜서 에너지가 부족한 상태(음성에너지균형)가 유지되면 체중이 감량된다는 이론에 근거한다. 따라서 행동치료의 일차목표는 식습관과 신체활동의 정도를 개선하는 것이다. 초기에는 행동치료에 국한되었으나 행동변화에 대한 인지적 접근이 발달함에 따라 행동치료에 자기좌절감(self defeating cognition)을 인지하여 수정하는 내용이 포함되었다. 이러한 치료법이 널리 사용하게 되면서 행동치료를 인지행동치료라고 부르게 되었다.

4) 약물치료

(1) 약물치료의 원칙

① 현재까지 알려진 약물치료는 식사와 행동요법을 병행할 때 효과가 가장 좋다. 약물치료는 환자가 식사요법, 운동요법 및 행동수정요법을 잘 할 수 있도록 도움을 준다.

② 약물치료는 비만을 완치할 수 없다. 투약을 중지하면 체중이 다시 증가한다.

③ 체중 조절을 위해 약물을 투여할 경우 의학적 관리가 필요하다.

④ 다른 의학적 치료와 마찬가지로 약물을 투여할 때만 효과가 있다. 투약을 중지하면 체중이 다시 증가할 수 있다.

⑤ 약물치료는 개인에 적합한 장기 치료 전략의 일부분으로 고려되어야 한다. 약물치료와 관련된 위험과 지속적인 비만으로 인한 위험을 비교 검토해야 한다.

⑥ 약물치료의 유지는 해당 환자에서 안전성과 효과를 고려하여 결정한다.

(2) 약물치료의 적응증

① 체질량지수가 30 kg/m² 이상이면서 식사, 운동 및 행동요법에 실패한 경우 (우리나라를 포함한 아시아태평양지역은 25 kg/m²)

② 체질량지수가 25 kg/m² 이상이면서 비만 관련 동반 질환(표 13-4)이 있는 환자로서 식사, 운동 및 행동요법에 실패한 경우(우리나라를 포함한 아시아태평양지역은 23 kg/m²)

③ 소아에서는 추천되지 않는다.

(3) 비만 치료제의 종류

우리나라에서 사용가능한 비만 치료제는 표 13-5와 같다.

표 13-5. 우리나라에서 사용 가능한 비만 치료제

약물	작용기전
FDA의 단기사용승인	
Phendimetrazine	NE 유리 자극
Phentermine	NE 유리 자극
Diethylpropion	NE 유리 자극
Mazindol	NE 재흡수 차단
FDA의 장기사용승인*	
Sibutramine	NE과 5-HT의 재흡수 차단
Orlistat	지방분해효소 차단

* 체중 감량 및 유지에 대하여 FDA에서 승인; NE, norepinephrine; 5-HT, serotonin.

참고 문헌

김성수, 강재현. 체중조절. 대한가정의학회편. 한국인의 건강증진. 개정판. 서울:계축문화사; 2004. p.155-203.

김성수 역. 운동. 최신 비만 치료가이드(Obesity Mechanisms and Clinical Management). 서울:한우리; 2004. p.472-498.

Cooper Z, Fairburn CG. A new cognitive behavioural approach to the treatment of obesity. Behav Res Ther 2001; 39: p.499-511.

Marston AR, Criss J. Maintenance of successful weight loss: incidence and prediction. Int J Obes 1984; 8: p.435-439.

Teixeira PJ, Palmeira AL, Branco L, Martins SS, Minderico CS, Barata JT, et. al. Who will lose weight? A reexamination of predictors of weight loss in women. Int J Behav Nutr Phys Act 2004; 1: p.12.

제 14 장
흡 연

【김성수】

"담배는 우리 시대에서 가장 큰 예방 가능한 사망원인이며, 가장 중요한 공공문제이다." (C. Everett Koop, 1984)

"개발도상국의 사망자 8명 중 1명은 담배 때문에 사망하며 선진국의 사망자 4명 중 1명은 담배 때문에 사망한다. 전 세계적으로 사망자 6명 중 1명은 담배 때문에 죽는다." (Tobacco Control, 1994)

"세계적으로 매년 400만 명이 담배 때문에 사망하며, 2020년에는 1천만 명이 사망할 것이다. 앞으로 20년 동안 1억 명이 담배 때문에 사망할 것이다." (Richard Peto, 1997)

1. 기초 지식

1) 우리나라의 흡연 실태

우리나라의 흡연율은 경제 성장과 함께 증가하다가 담배 생산 능력이 향상된 1970년대 중반에 최고에 달했다. 1980년대 후반부터 시작된 금연운동과 건강에 대한 관심의 증가로 2000년대에는 서서히 감소하고 있다(표 14-1). 우리나라 성인 남성의 흡연율은 1980년~1994년까지는 연평균 0.45% 감소하였고, 1994년부터 2004년까지는 연평균 1.52% 감소하였다. 2004년부터 2005년까지는 담배값 인상 효과로 1년 동안 무려 7.5%가 감소하였다(그림14-1). 세계보건기구는 담배를 인류 건강을 위협하는 가장 큰 위험 요인으로 인식하여 건강 관련 첫 국제협약인 담배

규제 국제조약(Framework Convention on Tobacco Control, FCTC)을 제정하였으며 우리나라도 2003년에 이 조약에 가입을 하였고 2005년에 비준하였다.

그러나 아직도 우리나라 남자의 흡연율은 OECD 건강자료(2001년 기준)에 의하면 61.8%로 미국(20.26%), 호주(21.4%), 프랑스(32.0%) 등 선진국에 비해 2-3배 정도이며, 일본(52.0%)에 비해서도 10% 가량 더 높다. 여자의 흡연율은 5.4%로 미국(17.0%), 호주(18.2%), 프랑스(21.0%), 일본(14.7%)에 비해 낮은 편이다.

표 14-1. 우리나라 20세 이상 성인의 흡연율 (한국갤럽)

	1990년	1994년	1996년	1999년	2002년
남자	75.6%	73.0%	70.1%	65.1%	60.5%
여자	6.7%	3.4%	5.6%	4.8%	6.0%

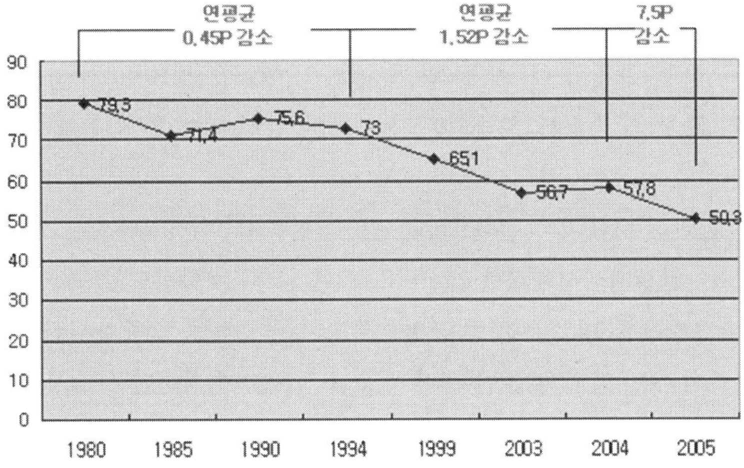

그림 14-1. 20세 이상 성인 남성에서 흡연율 변화

우리나라 청소년들의 흡연율도 매우 높다. 연세대학교 보건대학원의 조사에 따르면 우리나라 중고등학생의 흡연율은 2000년까지는 지속적으로 증가하여 남자 중학생은 7.4%, 남자 고등학생은 27.6%에 이르렀다. 2001년부터는 다소 감소

하기 시작하여 2002년도의 남자 중학생의 흡연율은 3.5%, 남자 고등학생의 경우에는 23.6%로 감소하였지만 실제 흡연율은 설문 조사 방식으로 집계된 결과보다 10% 이상 높을 것으로 추정된다. 그리고 여자 청소년의 흡연율은 10년 사이에 4배로 급증하였고 청소년의 흡연 시작 연령이 낮아지고 있어 사회적 문제가 되고 있다.

2) 흡연의 해독

담배 연기는 4,000여종의 화학 물질을 함유하고 있으며, 400여종의 독성 물질, 40여종의 발암 물질로 구성되어 있다. 한 모금(50 mL)의 연기 속에는 50 mg의 화학 물질이 들어있는데 이중 18 mg은 미립자 성분(particulate phase)이고, 32 mg은 기체 성분(gaseous phase)이다. 담배 연기 속의 미립자 성분으로 주요한 물질은 nicotine, 수분, tar인데, 이중 tar 성분에는 상당수의 발암 물질이 있고, 기체 성분에는 인체에 유해한 일산화탄소(CO), 이산화탄소(CO_2), 산화질소(NO), 암모니아 등이 있다. 한 번 흡입할 때 일산화탄소의 경우는 거의 전량이, nicotine의 경우는 90%, 그리고, tar의 작은 입자는 70%가 체내에 남게 되어 인체에 독성을 나타나게 된다.

흡연과 관련된 대표적인 질환으로는 암, 심혈관질환(관상동맥질환, 고혈압, 뇌졸중, 말초혈관질환), 만성폐쇄성폐질환(COPD)이 있다. 그 외 소화성궤양, 골다공증, 피부주름, 태아성장장애, 발기부전 등을 일으키고 수술 합병증을 증가시킨다.

우리나라의 성인 남녀의 흡연 관련 사망연구(1988)에 의하면 사망자 6명 중 1명(16.6%)이 흡연에 기인하는 사망으로 추정된다. 우리나라 1985년 총사망수를 대상으로 30세 이상 성인 남녀의 질병별 사망에 대한 흡연의 기여 위험도는 전체 사인 16.6%, 전체 악성신생물 31.6%, 후두암 93.2%, 구강 및 인후암 71.8%, 폐 및 기관지암 69.0%, 식도암 43.4%, 간암 31.6%, 방광암 31.3%, 췌장암 25.8%, 위암 25.1%, 직장 및 결장암 13.5%, 소장 및 대장암 11.7%, 뇌혈관질환 15.6%, 진폐증 및 기관지확장증 46.2%, 위십이지장궤양 43.2%, 허혈성 심질환 33.5%, 고혈압성 심질환 32.9%로 제시되었다.

(1) 흡연과 암

모든 암의 원인 중 30%는 흡연으로 인한다. 담배 연기와 직접 접촉되는 장기(구강, 식도, 폐, 기관지)에 발생되는 암의 약 90%는 흡연으로 인한다. 담배 연기와 직접 접촉되지는 않는 장기 중 자궁경부, 췌장, 방광, 신장, 위장, 조혈 조직의 암 발생율은 비흡연자에 비해 1.5~3배 정도 높다. 암의 위험은 담배 연기 노출에 비례하여 증가한다. 담배 연기는 암 형성과 유발과정에서 강력한 발암 인자(carcinogens) 및 촉진 인자(tumor promoters)로 작용한다. 그리고 알코올, 석면, 방사성 물질과 같은 다른 인자와 상호 작용하여 암의 위험을 증가시킨다.

담배 연기 내의 주요 종양 유발 인자는 타르 내에 포함된 polyaromatic hydrocarbon이다. 발암 효과가 가장 큰 부위는 담배 연기와 직접 접촉되는 부위인 호흡기이지만 담배 연기에 직접 노출되지 않는 장기도 aromatic amine과 N-nitroamine과 같은 발암 물질의 영향을 받는다. 소변에 농축되는 담배 연기의 대사물질인 2-naphthylamine은 방광암을 유발한다.

모든 종류(조직학적 유형)의 폐암 세포에서 니코틴 아세틸콜린 수용체(nicotinic acetylcholine receptors)가 발현된다. 니코틴은 종양세포 및 정상세포의 apoptosis (programmed cell death)를 차단하는 경로를 활성화시킨다. 따라서 니코틴 그 자체가 직접 폐암의 발병에 관여할 수 있다.

① 흡연이 주원인인 암

■ 폐암

남자 폐암의 90%, 여자 폐암의 79%에서 흡연이 폐암의 직접적인 원인이 된다. 남자 흡연자에서는 폐암의 위험이 23.3배, 여자 흡연자에서는 12.7배 정도 증가한다. 폐암 위험도는 흡연량과 기간, 흡입 정도에 직접적으로 비례한다. 하루 40개비 이상의 흡연자는 20개비 이하의 흡연자보다 폐암의 위험도가 2배 정도 높고 15세 이전에 흡연을 시작한 사람은 25세 이후에 시작한 사람보다 폐암 위험도가 4배 높다. 흡연은 4종류의 폐암-편평세포암, 소세포암, 대세포암, 선암- 위험도를 모두 증가시킨다. 비흡연자에 비해 남성 흡연자는 편평세포암이 많이 증가하고 여성 흡연자는 소세포암이 많이 증가한다. 폐암의 가족력이 있는 경우 폐암 위험도가 2~3배(일부 보고에서는 5배) 높다. 석면에 노출될 때 폐암의 위험은 5배 높으며 이러한 위험은 소세포암에서 가장 높고 선암에서 가장 낮다.

■ 후두암

후두암의 발생 위험은 남자 흡연자에서는 14.6배, 여자 흡연자에서는 13배 높다. 타르가 적은 필터가 있는 담배를 피우는 경우는 비흡연자와 필터가 없는 담배를 피우는 경우의 중간이다. 음주는 독립적인 후두암 위험 인자이며 흡연과 음주가 동반되면 후두암의 발생 위험이 증가된다.

■ 구강암(구순 및 인후 포함)

남자 구강암의 92%, 여자 구강암의 61%가 흡연과 직접적인 관계가 있다. 남자 흡연자는 구강암의 위험이 10.9배, 여자 흡연자는 5.1배 증가하고 이는 흡연량에 비례한다. 흡연자가 음주를 하는 경우에는 비음주 흡연자나 비흡연 음주자에 비해 구강암의 위험이 50~100% 더 높다.

■ 식도암

식도암의 80%가 흡연으로 인한다. 흡연자는 비흡연자에 비해 식도암의 위험이 7~8배 높다. 음주자에서 식도암의 위험이 증가하며 흡연자가 음주를 하면 식도암의 위험이 25-50% 증가한다.

② 흡연이 보조적 원인으로 작용하는 암

■ 방광암 및 신장암

남자에서 방광암과 신장암으로 인한 사망의 50%, 여자에서 방광암 사망의 37%, 신장암 사망의 12% 정도가 흡연에 의한 것이다. 방광암과 신장암의 위험도는 남녀 모두에서 흡연자가 2~3배 높다. 흡연자의 위험도는 흡연량과 기간, 흡입 정도와 관련되지만 양적 비례 관계는 다른 흡연 관련 암에서 만큼 강력하지 않다. 흡연은 작업장의 화학 물질과 상호작용하여 방광암과 신장암을 유발한다. 염색제, 고무, 가죽, 페인트와 같은 유기 화학 물질을 취급하는 작업장 종사자에서 방광암의 발생이 높고 aromatic amine, 2-naphthylamine, 4-aminobiphenyl은 강력한 방광암 유발 물질로 알려져 있다.

■ 췌장암

췌장암의 30%는 흡연으로 인한다. 흡연으로 인한 위험도 증가는 2.3배이며, 하루 40개비를 피우면 비흡연자보다 위험도가 5배 높다.

■ 위암

위암의 20%가 흡연으로 인한다. 흡연자는 비흡연자에 비해 위험도가 약 50% 증가한다. 흡연량이 증가하면 위험도도 증가한다.

■ 자궁경부암

흡연은 자궁경부암의 독립적 위험인자이며, 자궁경부암의 약 30%는 흡연으로 인한다. 흡연자의 자궁경부암 발생률은 약 2배 정도 높으며, 금연을 하면 자궁경부암의 위험이 즉각적으로 감소한다. 이는 흡연의 효과가 말기(촉진 효과)에 국한된다는 것을 시사한다.

■ 백혈병

백혈병의 20~30%가 흡연으로 인하며, 이는 흡연량에 비례한다. 비흡연자에 비해 흡연자는 임파구성백혈병의 위험도는 2배, 골수성백혈병의 위험도는 3배 증가한다. 남성 및 여성에서 흡연으로 인한 상대위험도가 표14-2에 정리되어 있다.

(2) 흡연과 심혈관질환

흡연이 심혈관질환을 일으키는 기전은

① 동맥경화(혈관내피 손상, 내피평활근 증식, plaque 형성)

② 교감신경 항진(혈관 수축, 혈압 상승, 심박수 증가, 산소 운반능 감소)

③ 혈액학적 영향(혈소판응집 증가, 혈전 형성, 섬유소원 증가)

④ 대사 영향(유리지방산 증가, 고밀도지질단백 감소) 등의 효과로 기인한다.

관상동맥질환은 흡연자의 경우 비흡연자에 비하여 60~70%정도 위험도가 증가하며 특히 30대 후반에서 50대 전반 사이에 조기 급사(3배)의 중요한 원인이 된다.

흡연과 고혈압의 관계에서 흡연에 의한 혈압 상승은 일시적이라고 하지만, 하루 내내 반복된 흡연은 평균 혈압을 상승시킨다. 또한 흡연으로 인한 혈압의 잦은 변동으로 심장 손상의 가능성이 높아진다. 이러한 기전으로 흡연은 고혈압 약물이 잘 듣지 않게 만든다.

흡연으로 카테콜아민의 분비가 촉진되면 부정맥이 유발될 수 있다. 흡연자는 비흡연자보다 치명적인 부정맥에 걸릴 위험이 훨씬 크다.

만일 모든 흡연자들이 금연한다면 뇌졸중 환자 4명중 1명은 예방할 수 있다. 흡연은 고혈압과 함께 뇌졸중의 중요한 위험 요인이다. 흡연은 여러 기전에 의해 뇌로 가는 혈액량을 감소시킨다. 뇌졸중으로 인한 모든 사망자의 약 11%는 흡연과 관련된 것으로 추정되고 있다. 전체적으로 흡연자는 비흡연자보다 뇌졸중에 걸릴 위험이 1.5배나 된다. 하루에 피우는 흡연량이 많을수록, 오래 피울수록 이러한 위험은 더 높아진다. 하루에 1갑 이상을 피우는 흡연자는 비흡연자보다 뇌졸중에 걸릴 위험이 2~4배정도 높다.

흡연은 이 이외에도 폐쇄성혈전혈관염(Thromboangiitis obliterans, Buerger's disease)을 포함한 말초혈관질환과 밀접한 관련이 있다. 흡연자는 평생 비흡연자보다 말초혈관질환에 걸릴 위험이 16배나 높다. 금연한 사람도 평생 비흡연자보다 그 위험이 7배나 높다. 실제로 흡연은 모든 말초혈관질환의 76%를 유발시킨다. 이는 당뇨병, 비만, 고혈압, 고지혈증, 혈액응고 장애 등의 다른 위험 요인이 말초혈관질환을 일으키는 효과를 합친 것보다 더 큰 것이다.

표 14-2. 흡연의 질병에 대한 상대위험도(Relative Risk)

Disease or Condition	Current Smokers	
	Males	Females
Coronary heart disease		
Age 35-64	2.8	3.1
Age ≥65	1.5	1.6
Cerebrovascular lesions		
Age 35-64	3.3	4
Age ≥65	1.6	1.5
Aortic aneurysm	6.2	7.1
Chronic airways obstruction	10.6	13.1
Cancer		
Lip, oral cavity, pharynx	10.9	5.1
Esophagus	6.8	7.8
Stomach	2	1.4
Pancreas	2.3	2.3
Larynx	14.6	13
Lung	23.3	12.7
Cervix		1.6
Kidney	2.7	1.3
Bladder, other urinary organs	3.3	2.2
Sudden Infant Death syndrome		2.3
Infant respiratory distress syndrome		1.3
Low birth weight at delivery		1.8

(3) 흡연과 폐질환

흡연은 기관지의 변화, 폐포와 모세혈관의 변화, 면역기능의 변화를 초래하고 폐질환을 유발하는 위험인자이다.

① 만성폐쇄성폐질환(폐기종과 만성기관지염)

1983년 미국의 Surgeon General의 보고서에 의하면 만성폐쇄성폐질환 환자의 사망원인 중 80~90%가 흡연에 의한 것으로 나타났다. 또한 다른 보고서에 의하면 만성기관지염의 원인 중 남자에서는 64~86%, 여자에서는 46~90%가 흡연에 의한 것으로 나타났다. 만성폐쇄성폐질환의 연령에 따른 사망률은 흡연자가 비흡연자에 비해 약 10배 높다.

흡연자들은 만성폐쇄성폐질환으로 통칭되는 폐기종과 만성기관지염에 걸릴 위험이 매우 높다. 실제로 흡연은 만성폐쇄성폐질환의 가장 중요한 원인이다. 모든 폐기종 환자의 90%는 흡연으로 인한 것이다.

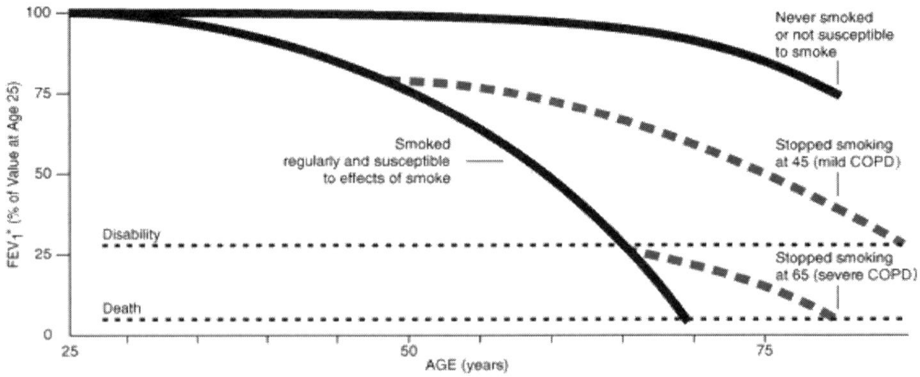

그림 14-2. 흡연으로 인한 폐기능(FEV1) 저하

② 기관지 천식

천식은 기관지가 지나치게 민감한 것이 특징이다. 흡연이 반드시 천식을 일으키지는 않지만 악화시킬 수는 있다. 천식 환자가 흡연하면 점액량이 늘어나고, 기관지 섬모의 운동성이 떨어지고, 감염에 걸리기 쉬우며, 알레르기 반응이 증가하고, 소기도가 손상되는 등의 해악을 입게 된다. 천식으로 인한 사망률은 흡연자가 비흡연자보다 2배 이상 높았다.

③ 호흡기 감염

흡연자는 비흡연자보다 더욱 심각한 호흡기 감염에 잘 걸린다. 흡연자는 비흡연자보다 기침이 심하고, 가래가 많고 더 오래 가며, 폐렴 등에 잘 걸린다. 폐렴은 흡연자에서 흔할 뿐만 아니라 모든 연령에서 치명적일 가능성이 매우 높다. 신체적으로 쇠약한 성인 흡연자가 폐렴구균에 의한 폐렴에 걸릴 위험은 같은 상태의 비흡연자보다 약 4배 정도 높다. 흡연은 또한 독감에 잘 걸리게 한다. 전체적으로 모든 독감 환자의 31%에서는 흡연이 상당한 역할을 했을 것으로 추정된다. 흡연자는 독감 예방주사를 맞아도 면역이 잘 생기지 않으며, 흡연자가 독감을 앓으면 사망할 확률이 비흡연자보다 훨씬 높다.

3) 간접 흡연

(1) 담배 연기의 구성

담배 연기는 주류연(mainstream smoke), 부류연(sidestream smoke) 그리고 담배 종이에서 확산될 때 나오는 증기상태의 구성물로 되어있다. 주류연은 흡연자가 들이마신 후 내뿜는 연기이고, 부류연은 담배끝에서 흡입되지 않고 그냥 나오는 연기를 말한다. 간접 흡연은 부류연이 85%, 주류연이 15%를 차지한다.

주류연과 부류연의 물리화학적 구성물의 농도는 질적으로 비슷하지만 양적으로는 매우 다르다. 일산화탄소(CO)의 농도는 부류연이 주류연보다 2.5배 높다. 타르와 니코틴의 양은 부류연이 주류연보다 각각 1.7배, 2.7배 더 높다. 부류연은 주류연보다 입자가 작아서 폐의 더 깊은 부분에 침착될 수 있다. Nicotine의 체내 대사 물질인 cotinine은 흡연자에서 증가한다. 이러한 코티닌은 담배 연기에 노출된 비흡연자(간접흡연자)의 혈액 및 소변에서도 유의하게 증가한다. 방광암을 일으키는 발암 물질인 3-aminobiphenyl을 간접흡연자(57명)에서 조사한 결과 담배 연기에 노출되지 않은 비흡연자보다 18배나 높았다.

(2) 건강에 미치는 영향

① 급성 자극 효과

간접 흡연은 많은 사람에게 피해를 준다. 담배 연기에 민감한 사람의 69%에서 안구 자극 증상, 29%는 코 증상, 32%는 두통, 25%는 기침을 나타낸다. 472명의 근로자(흡연자 235명, 비흡연자 237명)를 대상으로 한 연구에서 작업 중 흡연을 할 때 비흡연자의 82%, 흡연자의 44%가 방해를 받았다. 간접 흡연으로 인한 급성 자극 효과를 방지하기 위해서는 작업장에서 (80%의 사람이 만족할 수 있는) 적당한 공기의 질을 유지하기 위해서 4~5배의 환기가 필요하다.

② 아동에 미치는 영향

1958년 1년 동안 영국에서 태어난 17,000명의 아이들을 대상으로 7년에서 11년간 어머니의 흡연 유무에 따른 어린이의 신체 및 지능의 성장 발달을 조사하였다. 7세 때에는 흡연 어머니 밑에서 자란 아이가 비 흡연 어머니 밑에서 자란 아이보다 신장은 1 cm 가량 작고, 독서력은 4개월 가량 늦었다. 11세 때에는 신장은 역시 1 cm가량 작고 독서력은 4개월, 일반 능력 4개월, 수리력은 5개월 정도 뒤지는 것으로 나타났다.

어머니가 흡연을 할 경우에 생후 1년 미만의 유아의 입원률이 증가한다. 부모가 담배를 피우는 소아들에서 경도의 폐기능 저하가 관찰되고, 성인이 되어서 흡연을 할 경우 폐기능의 저하가 빨리 진행되어 만성폐쇄성폐질환에 걸리기 쉽다. 간접 흡연에 노출된 소아와 청소년에서는 천식 위험이 높아진다.

③ 폐암

유년기와 청소년기를 포함하여 25년 이상 담배 연기에 노출된 경우에는 폐암 발생의 위험이 담배 연기에 노출되지 않은 사람보다 2.07배 높다. 남편이 흡연을 하는 비흡연 부인의 폐암 사망률은 비흡연 남편을 둔 경우보다 1.8배 높다(1갑/일 이하인 경우 1.6, 1갑 이상인 경우 2.08).

④ 심폐질환

천식 환자의 증상을 악화시키고 심장질환으로 인한 사망률이 30% 증가한다.

4) Nicotine 중독

- 중독(Addiction): 의학적 용어로 사용되지 않고 일반적으로 널리 사용되는 용어

이다. 심리적 의존이 있어 계속 약물 또는 물질(substance)을 찾는 행동을 하고 신체적 의존이 있어 복용을 중단하지 못하며, 신체적 정신적 건강을 해치게 되는 상태이다.

- 심리적 의존(Psychological dependence): 긴장과 감정적 불편을 해소하거나 피하기 위해 약물(또는 물질)에 대한 갈망이 있는 상태이다. 습관성(habituation)과 유사한 개념이다.
- 신체적 의존(Physical dependence): 약물(또는 물질) 투여가 지속되면서 약물과 유기체간의 상호작용의 결과로 나타난 생리적으로 변화된 상태이다. 내성을 가지며 약물 투여를 중단하면 특징적인 금단 증후군(Abstinence syndrome)이 나타나는 상태이다.

(1) 니코틴의 약리 작용

니코틴은 독성이 강하여 치사량이 약 60 mg이다. 한 개비의 담배에는 1~2%의 니코틴이 들어있다. 담배 1개비를 필 때 0.05~2.0 mg(평균 1.0 mg)의 니코틴이 연기와 함께 흡입된다. 타르(tar) 입자에 부착된 니코틴은 폐에서 신속히 흡수되어 흡연 8초 내에 뇌에 도달하게 된다. 담배 1개비를 피우면 혈장의 니코틴 농도는 최고 25~50 ng/mL 까지 증가된다. 담배 1개비를 피우면 5~10분 내 농도가 감소되기 시작한다. 만성적인 흡연자에서는 nicotine의 반감기가 2시간 정도 된다.

니코틴은 뇌를 비롯한 신체의 니코틴 수용체(nicotinic receptor)에 작용하여 acetylcholine, norepinephrine, dopamine, β-endorphin과 같은 신경전달물질을 분비시킨다. 니코틴의 생리적 작용은 각성과 교감신경 항진 작용이다. Dopamine이나 norepinephrine의 분비로 기분을 좋게 하고 식욕 부진과 체중 감소를 유발한다. Acetylcholine의 분비로 작업 수행과 기억력을 호전시키고, β-endorphin은 불안과 긴장을 줄여준다. 교감신경 항진 작용으로 혈압, 심박수 및 심박출량이 증가하고 말초 혈관이 수축한다. 니코틴은 단기적으로는 뇌혈류량을 증가시키나 장기 사용을 하게 되는 경우에는 오히려 감소한다. 니코틴은 대부분의 근육을 이완시키나 승모근의 긴장은 증가시킨다.

니코틴에 반복적으로 노출되면 뇌에서 니코틴 수용체가 증가하여 내성이 생기게 된다. 피우는 양이 증가할수록 내성도 점차 증가한다. 이와 같이 용량과 관련된 내성 때문에 흡연자는 원하는 정도의 약리 작용을 얻고, 금단증상을 줄일 수 있는 자신만의 일정한 1일 흡연량(보통 10개비 이상, 니코틴 10~40 mg)을 가지게 된다.

(2) 금단 증상

금단 증상은 금연 후 90~120분부터 나타나기 시작하여 24~48시간에 최고조에 이르고 그 후 서서히 감소되면서 수주 또는 수개월간 지속된다. 흔한 일반적인 증상과 증후로는 담배에 대한 갈망(수일에서 수주가 지나면 소실), 과민, 불안, 안절부절, 집중 장애가 있다. 그 외 졸음, 두통, 식욕 증가, 불면, 소화기 증상 등이 흔히 나타난다.

금연 후 흔히 체중이 증가한다. 미국 1차 국민영양건강조사(NHANES-I)를 이용한 코호트 연구에서 금연으로 인한 평균 체중증가는 남자에서 3.8 kg, 여자에서 2.8 kg이었다. 그리고 남자의 9.8%, 여자의 13.4%에서 금연 후 체중이 심하게 증가(13 kg 이상)하였으며 55세 이하인 경우와 하루 15개비 이상 흡연하는 사람에서 이러한 위험이 높았다.

2. 흡연 환자에 대한 5A's 접근 상담

1) Ask & Assess

(1) 흡연 양상 평가

기본적으로 하루에 피는 담배의 개비수와 담배를 몇 년 동안 피웠는지 평가한다. 담배를 피다가 끊은 사람이라면 언제 끊었는지 꼭 물어봐야 한다. 담배를 피웠을 때는 하루에 몇 개비나 피웠는지, 몇 년 동안 피웠는지 물어봐야 한다. 끊었다가 다시 피고 있는 경우에는 왜 다시 피우게 되었는지 그 이유를 물어봐야 한다.

(2) 행동 변화 단계 평가

제11장 건강 증진 개요. 2. 행동 변화 모델과 동기 부여 상담 참고.

(3) 니코틴 의존의 평가

니코틴 의존은 금연 치료의 방향을 결정할 때 도움이 되므로 니코틴 의존을 평가하기 위한 선별 검사는 임상적으로 매우 유용하다. 흡연 상태는 혈액, 타액, 소변 등의 체액에서 nicotine, cotinine, carboxy-hemoglobin, thiocyanate 등의 생화학적 지표나 호기 중 일산화탄소 농도를 측정하여 평가할 수 있다. 그 외 설문지를 이용하는 방법이 있다(표 14-3).

Fagerström의 니코틴 의존 평가(The Fagerström Test for Nicotine Dependence, 1991)는 니코틴의 신체적 의존 정도를 평가하는 표준화된 도구이다. 니코틴 금단 증상을 조절하기 위해 약물 처방이 필요한지를 평가하는데 도움이 된다. 점수가 높을수록 금단 증상의 정도가 더 심함을 의미한다. 점수가 높은 경우에는 금연을 할 때 약물 치료가 필요하다. 표 14-3은 Fagerström의 니코틴 의존 평가의 한국어판이다. 약식으로 1과 4 문항만을 평가하여 0~2점은 경도, 3~4점은 중등도, 5~6점은 고도 니코틴 의존으로 평가할 수 있다.

표 14-3. Fagerström의 니코틴 의존 평가(한국어판)

1. 아침에 일어나서 얼마만에 첫 담배를 피우십니까?
   ① 5분 이내 (3점)
   ② 5-30분 (2점)
   ③ 31-60분 (1점)
   ④ 60분 이후 (0점)

2. 지하철, 버스, 병원, 영화관 등과 같은 금연 구역에서 흡연 욕구를 참는 것이 어렵습니까?
   ① 예 (1점)
   ② 아니오 (0점)

3. 가장 포기하기 싫은 담배, 다시 말해 가장 좋아하는 담배는 어떤 것입니까?
   ① 아침의 첫 담배 (1점)
   ② 그 외의 담배 (0점)

4. 하루에 담배를 몇 개비나 피우십니까?
   ① 10개비 이하 (0점)
   ② 11-20개비 (1점)
   ③ 21-30개비 (2점)
   ④ 31개비 이상 (3점)

5. 깨어나서 처음 몇 시간 피우는 흡연량이 하루의 다른 때보다 더 많습니까?
   ① 예 (1점)
   ② 아니오 (0점)

6. 아파서 거의 하루 종일 누워있거나, 감기나 독감에 걸려 호흡이 곤란할 때에도 담배를 피우십니까?
   ① 예 (1점)
   ② 아니오 (0점)

점수: 7-10 = 고도; 4-6 = 중등도; 3이하 = 경도 니코틴 의존

약식으로 1번과 4번의 2가지 문항으로 평가하여 0-2점은 경도, 3-4점은 중등도, 5-6점은 고도 니코틴 의존으로 분류함.

2) Advice, Assist, Arrange

(1) 금연 준비 상태에 따른 상담

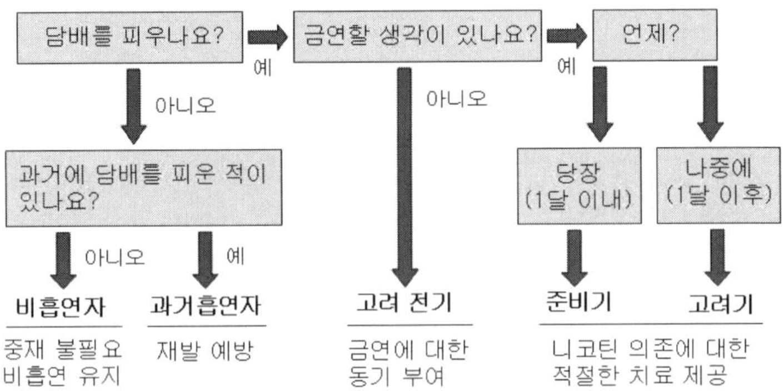

그림 14-3. 금연 준비 상태에 따른 상담

변화에 대한 마음의 준비 상태는 고려(숙고)전기(precontemplation stage), 고려(숙고)기(contemplation stage), 준비기(preparation stage), 실행기(action stage), 유지기(maintenance stage)로 나누어진다. 상담자는 환자의 심리상태를 파악하여 각 단계에 맞는 적절한 도움을 주어야 한다(그림 14-3).

① 고려(숙고)전기(precontemplation)

가) 흡연을 즐기며 문제로 생각하지 않는 단계

나) 중재(intervention): 흡연의 악영향에 대한 교육. 양가감정(ambivalence)의 소개. 관심 표현. 금연 권고.

다) 양가감정을 소개하는 의사의 대화: "요즈음 대부분의 사람들은 흡연이 건강에 좋지 않다는 사실에 동의합니다. 이 사실에 대해 어떻게 생각하십니까?"

라) 관심을 표현하고 금연을 권고하는 의사의 대화: "저는 당신의 건강에 대하여 관심을 가지고 있으며 금연을 해야 한다고 생각합니다. 제가 금연을 어떻게 도와드릴까 생각 중입니다."

② 고려(숙고)기(contemplation)

가) 흡연을 문제로 생각하는 단계.

나) 중재: 흡연에 대한 긍정적 사고와 부정적 사고를 평가.

다) 양가감정을 해소하는 의사의 대화: "금연을 하면 기침과 가래가 해소될 것입니다."

③ 준비기(preparation)

가) 금연을 결심하고 빠른 시일(통상 1개월 이내) 내에 금연을 시도하려는 단계.

나) 중재: 금연일 정하기. 금연지지 모임을 구성(가족이나 동료에게 금연 결심을 알리고 도움을 청함). 금연을 위한 환경조성(담배, 재떨이, 성냥 등 흡연 도구를 버림). 흡연 욕구의 대처 방법을 의논(술은 의지력을 약화시켜 금연을 방해하므로 술자리를 피함). 적응증이 되면 니코틴 대치요법의 용량을 정하거나 금연 1~2주전에 bupropion, varenicline을 복용한다.

다) 금연의 계획과 실행을 격려하는 의사의 대화: "금연을 시작할 날짜를 정하고 금연계획을 세웁시다."

④ 실행기(action)

가) 금연 시작 1개월 이내.

나) 중재: 니코틴 대치요법 시도. Bupropion 지속적 복용. Varenicline 지속적 복용.

다) 금연을 시도한 첫 달에는 매주 면담을 하는 것이 좋다. 흡연 욕구가 강할 때의 대처 방법과 금단 증상을 극복하는 요령을 알려준다.

⑤ 유지기(maintenance)

가) 금연 1개월 이후

나) 중재: 건강에 대한 긍정적 강화를 지속. 금연의 이득을 상기.

⑥ 재발(relapse)

가) 다시 흡연을 시작함.

나) 중재: 행동 변화를 할 준비 상태를 재평가. 재발의 이유 확인.

다) 의사는 금연을 다시 시도하도록 지원하고 금연을 할 준비가 되면 더욱 효과적인 금연 계획을 세운다.

(2) 흡연의 이유와 중재

① 자극

가) 활동이 느려지는 것을 막기 위해

나) 기운을 차리기 위해

다) 더 좋은 기분을 느끼기 위해 흡연한다.

=> 중재: 담배 생각이 날 때 안전한 대체 방법(빨리 걷기, 운동 등)을 시도한다.

② 가지고 놀기(handling)

가) 담배를 만지는 것 자체를 즐긴다.

나) 담뱃불을 붙이는 행위를 즐긴다.

다) 내가 내품는 담배 연기를 보고 즐긴다.

=〉 중재: 담배의 해로움을 생각한다. 적절한 식사, 음료, 취미활동, 운동 등이 도움이 된다.

③ 긴장 완화

가) 화가 날 때,

나) 마음이 불편하거나 당황할 때,

다) 우울하거나 걱정이 있을 때 흡연한다.

=〉 중재: 일이 잘 진행될 때 금연을 하나 스트레스가 있는 경우 다시 피울 수 있다. 따라서 건강을 해치지 않는 스트레스 관리가 필요하다.

④ 의존(중독)

가) 담배가 없으면 담배를 구입할 때까지 불안하다.

나) 담배를 피우지 않을 때 담배 생각이 자주 난다.

다) 담배에 대한 강한 갈망이 있다.

=〉 중재: 신체적 의존이 있어 금연이 힘들다. 줄이는 것보다는 단번에 끊는 것이 더 좋다. 금연 1~2일 전에 평소보다 더 많이 피운다(맛 감소). 심한 경우 약물 처방을 한다.

⑤ 습관

가) 담배 생각이 없을 때도 무의식적으로 흡연한다.

나) 나도 모르게 담배가 입에 물려있다.

다) 재떨이에 피우는 담배가 있는 대도 새 담배에 불을 붙인다.

=〉 중재: 담배를 피울 때마다 "진짜로 내가 담배를 피우고 싶은가?"라는 질문을 스스로에게 한다.

(3) 금연 방법

① 약물 요법 (FDA 공인 7종류)

가) 니코틴 대치요법(nicotine replacement):

껌, 트리키, 흡입제, 비강 분무제, 부착포(patch)

나) 비니코틴 요법: Bupropion, Varenicline

표 14-4. 금연 약물 요법의 효과

약물	1년 금연율 (%)	위약 (%)
Bupropion SR*	16.1	8.4
Varenicline	21.9	8.4

* Bupropion 서방형

a) Varenicline

(ㄱ) 복용법 : 첫 3일 0.5 mg qd, 4~7일 0.5 mg qd, 8일부터 1 mg bid

(ㄴ) 투약 1주 후부터 금연 시작

(ㄷ) 12주 동안 복용, 필요한 경우 24주까지 가능

(ㄹ) 자살 충동 유발에 대한 보고 -> 우울증 등 정신 질환의 기왕력 확인 필요

② 행동 요법

가) 혐오 요법

나) 자기 조절법

③ 자가 금연법: 금연 책자, 비디오 등을 이용.

④ 금연 클리닉 및 금연 교육 기관

⑤ 금연 교육: 금연자 모임, 방송 매체

⑥ 기타: 최면, 침

3. 금연의 효과

금연은 암, 심장질환 및 폐질환으로 인한 사망 위험을 감소시킬 뿐 아니라, 흡연으로 인한 병원 이용과 작업 시간의 손실을 줄이고, 건강에 대한 자신감을 높여준다. 또한 금연을 하게 되면 남자에서 발기능력, 정자의 운동 능력이 증가한다. 여자에서는 피부 미용에 도움이 되고 임신과 출산의 위험이 줄어든다.

금연 후 시간 경과에 따른 이득은 다음과 같다. 일반적으로 담배를 끊은 지 20분이 되면 혈압과 맥박이 정상으로 떨어지고, 손, 발의 체온이 정상으로 상승하며, 8시간이 지나면 혈중 일산화탄소 농도가 정상으로 떨어진다. 24시간이 지나면 심장 발작률이 감소하기 시작하며, 48시간이 지나면 신경 말단의 기능이 회복되기 시작하며 미각, 후각이 좋아진다. 2~3주가 지나면 혈액 순환이 좋아지고, 발걸음이 가벼워지며, 폐기능이 30% 이상 증가한다. 금연한 지 1~9개월이 되면 기침, 코막힘, 피로, 호흡 곤란 등이 감소한다. 또한 폐의 섬모가 되살아나 점액 분비 능력이 개선되어 호흡기 감염이 줄어든다. 금연 후 5년이 지나면 폐암, 구강암, 인후암, 식도암의 사망률이 절반으로 줄어든다. 금연 후 5~15년이 지나면 뇌졸중의 위험이 비흡연자와 같아진다. 금연 후 10년이 지나면 폐암 사망률이 10% 이하로 떨어지고, 구강암, 인후암, 식도암, 방광암, 신장암, 췌장암의 위험률은 비흡연자와 비슷한 수준으로 된다. 금연 후 15년이 지나면 허혈성 심질환의 위험이 비흡연자와 비슷한 수준으로 된다.

참고 문헌

김대현. 금연. 가정의학회 편. 한국인의 건강증진. 개정판. 서울:계축문화사; 2004. p.307-333.

대한가정의학회. 흡연 및 니코틴 중독. 대한가정의학회 편. 한국인의 평생건강관리. 개정판. 서울: 계축문화사; 2003. p.395-407.

안희경 등. 한국어판 니코틴의존도 설문 도구의 신뢰도 및 타당도. 가정의학회지 2002; 23(8): 999-1007.

Robert Mallin. Smoking cessation: Integration of behavioral and drug therapies. Am Fam Physician 2002; 65(6): 1107-14.

Zimmerma RK and Nowalk MP. Health Promotion. In: Taylor RB, editor. Family Medicine Principle and Practice. 6th ed. New York: Springer-Verlag; 2003. p.68-71.

제 15 장
주요 선별 검사

【윤석준】

1. 개요

1) 선별 검사의 의미

전형적인 증상이 발현된 사람들보다 어떤 질병이 발생할 확률이 비교적 낮은 집단을 대상으로 그 질병의 조기 단계에 검색해 내기 위하여 시행하는 검사를 선별 검사라고 하며, 지역 사회와 같은 집단을 대상으로 실시하는 경우에 해당된다.

선별 검사는 다음의 조건이 갖추어졌을 때 합리화 및 정당화될 수 있다.

① 대상 질병이 지역 사회의 건강에 중요한 영향을 미치는 것이어야 한다.
② 질병의 자연사가 잘 알려져 있어야 한다.
③ 조기에 질병을 발견할 수 있어야 한다.
④ 조기에 치료하는 것이 그 이후에 치료하는 것보다 더 효과적이어야 한다.
⑤ 조기에 진단할 수 있는 정확한 검사 방법이 있어야 한다.
⑥ 일반인들이 쉽게 받아들일 수 있는 검사 방법이어야 한다.
⑦ 반복되는 검사의 간격이 결정되어야 한다.
⑧ 선별 검사 결과에 따른 적절한 의료 서비스가 준비되어 있어야 한다.
⑨ 검사로 인한 신체적 정신적 위험이 검사로 인한 이익보다 적어야 한다.
⑩ 검사의 이익과 비교한 비용이 적절해야 한다.

2) 선별 검사의 효능

선별 검사의 효능이란 검사가 실제로 질병의 초기 단계에서 충분한 정확성을 가질 수 있느냐 하는 것을 말한다. 이것은 주로 타당도와 신뢰도를 기준으로 파악한다. 타당도는 민감도, 특이도, 양성 및 음성 예측도로 평가된다.

민감도가 낮은 검사는 해당 질환의 발견이 어려우므로 조기 진단의 기회를 놓치는 결과를 초래하게 되며, 특이도가 낮은 검사는 수검자에게 불필요한 걱정을 끼치며 힘들고 돈이 많이 드는 다음 단계의 검사를 유도하게 된다. 또 예측도가 낮은 검사는 검사 결과의 해석에 혼동을 초래하므로, 선별 검사로 채택되는 검사는 높은 민감도와 특이도 및 높은 예측도를 가져야만 한다.

어떤 검사의 신뢰도는 그 검사를 다시 시행하였을 때 얼마나 근접한 결과치를 보이느냐 하는 것인데, 측정자가 바뀌었을 경우에 생길 수 있는 오차(interobserver variation), 같은 측정자가 측정하였을 경우에도 생길 수 있는 오차(inraobserver variation), 실제적으로 측정 대상자의 상태가 변했을 경우(biological variation) 등이 있을 수 있다. 신뢰도가 떨어지는 검사도 결과의 해석과 향후의 계획 수립에 혼란이 초래되므로 선별 검사로서는 추천되지 않는다.

3) 조기 발견의 효과

조기 발견의 효과란 선별 검사로 발견된 경우가 나중에 증상이 생긴 후에 발견한 경우와 비교하여 실제로 임상 결과가 더 좋게 나오느냐 하는 것이다. 비록 타당도와 신뢰도가 뛰어난 검사가 있고, 해당 질병의 초기에 그것을 발견할 수 있다 하더라도 적절한 치료 방법이 개발되어 있지 않아서 증상이 나타난 후에 치료한 경우와 예후가 동일하다면 그 질병의 선별 검사도 추천되지 않는다. 그 검사 방법을 이용해 얻은 결과가 단지 질병에 걸린 사실을 일찍 알기만 할 뿐 환자의 수명 연장에는 도움이 되지 않기 때문이다.

하지만 이 경우에 예외가 있는데, 그것은 조기 발견이 해당 환자의 예후에는 도움을 못 주지만 공중 보건학적인 측면에서 도움을 주는 경우이다. 즉, 후천성면

역결핍증의 경우처럼 뚜렷하게 효과가 입증된 치료 방법은 없지만 선별 검사를 통해 발견된 사람의 무분별한 성행위 등을 통한 질병의 전파는 막을 수 있기 때문이다.

2. 암

1) 위암

국가암등록사업 연례보고서에 따르면 2005년도 한 해 동안 25,809건의 위암이 발생하였으며 이는 전체 암발생의 18.1%로, 성별로 나누어보면 위암은 남자에서는 21.9%로 1위, 여자에서는 13.5%로 갑상샘암(16.7%), 유방암(15.1%) 다음 3위를 차지하였다.

이렇듯 우리나라에서 중요한 위암의 선별 검사로는 위장 조영술과 위내시경이 있다. 위내시경이 위장 조영술보다 타당도가 높지만 수검자의 불편과 비용이라는 면에서 선별 검사로서의 제한점이 있을 수 있다. 하지만 위내시경과 위장 조영술의 수가가 비슷한 우리나라의 현실을 고려하면 두 가지 방법 모두 위암 선별 검사 방법으로 적용 가능하다.

선별 검사 실시 연령에 대해서는 나라별, 단체별로 견해를 달리 하고 있다. 국립암센터에서는 남녀 모두 40세 이상부터 매 2년마다 위장조영술이나 위내시경으로 위암 선별검사를 받을 것을 권고하고 있다. 대한가정의학회에서는 남자는 40세 이상부터, 여자는 50세 이상부터 매 2년마다 위장조영술이나 위내시경으로 위암 선별 검사를 받을 것을 권고하고 있다.

2) 간암

2005년 국가암등록사업에 등록된 간암은 등록된 암환자 중 분율이 10.5%로서 위암, 대장암, 폐암에 이어 4위를 차지하고 있다. 한국인의 원발성 간암에 의한 사망률은 폐암에 이어 암 사망 중 2위를 차지하고 있다.

간암의 선별 검사로 혈청 알파태아단백(α-fetoprotein, AFP)과 간초음파를 사용할 수 있다. AFP의 경우 정상인에서는 효용성이 낮아서 고위험군에서만 권장된다. 간초음파의 경우 민감도가 낮은 편이어서 위양성이 많은 문제점이 있고 비용이 많이 드는 문제점이 있다.

이에 간암의 위험 요인이 있는 경우 즉, 간경변증, B형 간염 바이러스 간염, C형 간염 바이러스 간염, 알코올성 간질환, 혈색소증, 간암 가족력, 간이식 대상자의 경우에서만 선별 검사가 권고되고 있다.

시작 연령과 검사 간격에 대해서는 단체마다 견해를 달리하고 있다. 국립암센터와 대한간학회에서는 남자 30세, 여자 40세부터 6개월 간격으로 AFP와 간초음파검사를 권장하고 있다. 대한가정의학회에서는 남자 40, 여자 50세부터 6~12개월 간격으로 권장하고 있다.

3) 유방암

2008년 보건복지가족부와 중앙암등록본부의 발표에 따르면 2003년에서 2005년까지 여성에서 주요 암종 발생분율은 유방암이 15%로 1위를 차지하였으며, 조발생률은 인구 10만명당 37.3명으로 역시 1위를 차지하였다.

2007년 Lee 등에 의하면, 1993~2002년 사이에 유방암의 연령군 별 발생률을 보면 25세 이후에 증가하기 시작하여 45세에서 49세 사이에 가장 높은 발생률을 보이고 이후 지속적으로 낮아지는 경향을 보이고 있다. 이러한 양상은 서양의 경우 40세 이후 지속적으로 증가하는 것과는 다르다.

유방암의 선별 검사로는 유방 자가 진찰, 의사에 의한 임상적 유방진찰, 유방촬영술, 유방 초음파가 있다.

대부분의 단체에서는 40세 이상의 여성의 경우 1-2년마다 의사에 의한 임상적 유방진찰과 함께 혹은 단독으로 유방 촬영술을 시행할 것을 권고하고 있다.

하지만 유방의 크기가 작은 동양 여성의 경우 치밀 유방이 많아 유방 조직 내의 종괴 유무를 판정하는 데 정확도가 떨어진다. 이런 경우 유방 초음파를 추가

적으로 시행하는 경우 더 정밀하게 검사할 수 있지만 비용-효과적인 면과 숙련된 의사가 충분치 않다는 문제점이 있다.

대한가정의학회에서는 유방암 선별을 위해 40세 이상 여성을 대상으로 2년마다 임상적 유방진찰과 함께 혹은 단독으로 유방 촬영술을 권고하고 있다. 고위험군(유방암의 가족력, 비정형 과증식의 과거력, 30세 이후 첫 아이 출산, 이른 초경이나 늦은 폐경 등)에서는 검사 간격을 줄여볼 수도 있다.

4) 대장암

국가암등록자료에 기반한 2005년 우리나라 암발생률을 살펴보면 대장암은 위암, 폐암, 간암에 이어 우리나라에서 4번째로 발생이 흔한 암이다. 또한 그 발생이 꾸준히 증가하고 있다.

대장암의 선별 검사로는 분변 잠혈 검사, 에스결장경, 대장이중조영검사, 대장내시경이 있다. 여러 선별 검사 중 어떤 방법이 더 좋은 지에 대해서는 아직 논란이 많다. 다만 대장이중조영검사의 경우 검사의 정확도가 다른 검사에 비해 상대적으로 떨어진다고 보고되어 있어 대장암 선별 검사로서 유용성이 떨어진다고 할 수 있다.

대장암 선별 검사의 시작 연령은 50세라는 점에서 여러 단체들의 권고안은 일치 하고 있지만 검사 방법에 대해서는 단체마다 다르다. 대장암의 가족력이 있는 경우 40세를 시작 연령으로 하고 있다.

최근의 권고안들을 살펴보면 매년 분변 잠혈 검사를 실시하거나, 5년마다 에스결장경 검사와 함께 2-3년마다 분변 잠혈 검사, 10년 간격으로 대장내시경검사를 실시하도록 하고 있다.

5) 자궁경부암

2005년 우리나라에서 자궁경부암의 발생률은 인구 10만 명당 13.1명이었으며 여성 암 발생의 5.7%(6위)를 차지하고 있다. 특히 중년 이전의 여성에서 상대적인 발생이 더 높았다.

자궁경부암의 가장 중요한 선별 검사는 자궁 경부 세포 검사(papanicolau smear)이다. 요즘에는 인유두종바이러스 DNA 검사가 선별 검사로 제안되고 있다. 인유두종바이러스 DNA 검사는 민감도는 크게 증가시키나 특이도는 떨어뜨리는 문제가 있을 수 있다. 자궁경부암 발생과 사망 감소 효과에 관한 임상 시험 결과가 뒷받침되어야 선별 검사로 추천될 것이다.

선별 검사의 시작 연령에 대해서 미국의 대부분의 기관에서는 21세를 넘지 않도록 하고 있지만 우리나라의 성생활 시작 연령과 연령별 자궁경부암 발생률을 고려했을 때 우리 나라에서는 30세를 넘지 않도록 하는 것이 바람직하겠다. 검사 간격에 대해서는 단체마다 다르지만 2-3년을 권고하고 있다. 노인에서 언제 중단해야 하는 지도 중요한 문제이다. 단체마다 조금씩 다르지만 이전 세포 검사가 3회 연속 정상이었다면 65~70세 이상에서는 중단할 수 있을 것이다.

6) 폐암

2003~2005년 국가 암발생률 자료에 따르면 폐암의 조발생률은 위암에 이어서 2위였다. 남자에서는 2위 여자에서는 5위를 차지하였다.

폐암의 선별 검사로 흉부 방사선 검사, 객담 세포진 검사, 저선량 컴퓨터 단층 촬영을 고려해볼 수 있다. 하지만 선별 검사를 활용한 여러 임상 연구에서 사망률을 유의하게 감소시킨 연구는 하나도 없었다.

대한폐암학회에서는 폐암 고위험군은 1년에 1회, 저선량 흉부 촬영 등의 검진을 받을 것을 권장하고 60세 이후에는 폐암 검진을 받는 것이 조기 발견에 도움이 된다고 권장하고 있다. 하지만 해외 여러 단체들의 권고안에서는 폐암의 선별 검사를 권고하거나 반대하는 근거가 불충분하다고 기재하고 있다.

대한가정의학회에서도 현재로서는 우리나라에서 폐암 선별에 대한 검사들의 권고 여부를 결정하기에는 자료가 부족하다고 밝히고 있다.

7) 식도암

무증상 성인을 대상으로 식도암의 조기 발견을 위해 내시경 검사나 식도 조영술을 이용한 선별 검사를 권고하거나 반대할만한 근거가 불충분하다.

8) 방광암

무증상 성인에서 방광암 선별 검사를 권고하지 않는다.

9) 전립샘암

우리나라의 전립샘암은 남성에서 발생하는 암 중 4.5%로 5위를 차지하고 있다. 전립샘에 의한 사망률은 증가 추세에 있지만 국외와 비교하면 아직 낮은 수준이다.

전립샘암의 선별 검사로 직장 수지 검사, 혈청 전립선특이항원(prostate specific antigen, PSA), 경직장 초음파검사를 고려해볼 수 있다. 하지만 조기 진단이 더 나은 결과를 보인다는 임상 연구가 아직까지는 없는 상황이다.

과거에는 40~50세 이상 남자에서 직장 수지 검사와 PSA의 측정을 1년마다 권고했었지만 현재는 무증상의 건강한 성인에서 선별 검사에 대한 추천이나 반대할만한 근거가 불충분하다고 알려져 있다.

10) 난소암

난소암의 선별 검사로 질 초음파, CA 125, 골반 내진, 복부 초음파를 고려할 수 있다. 이들의 조합도 고려할 수 있다. 하지만 선별 검사를 통해 발견된 초기의 난소암을 지닌 여성이 보다 진행된 시기에 발견된 난소암을 지난 여성보다 사망률이 더 낮다는 연구 결과는 아직 없다. 간접적인 증거들은 많지만 어느 단체도 난소암의 선별 검사를 권고하고 있지 않다. 비용-효과적인 면에서 문제가 되고 있다.

11) 췌장암

무증상 성인에서 췌장암의 조기 발견을 위해 복부 촉진, 복부 초음파 또는 혈청학적 검사를 이용한 선별 검사는 권고하지 않는다. 선별 검사의 손실이 이득보다 크다.

12) 갑상샘암

2008년에 발표된 자료에 의하면 2003~2005년에 우리나라에서 갑상샘암은 전체 암 발생의 7.6%로 5위를 차지하였다. 갑상샘암은 최근 10년 내 가장 급속히 증가하는 암이다. 발생률에 비해 갑상샘암의 치명률이 낮기 때문에 사망률도 매우 낮아 남, 여 모두 암 중 10대 사망 원인에 속하지 않는다.

선별 검사로는 경부 촉진과 경부 초음파가 있다.

조기 발견의 효과가 불투명한 반면 촉진의 민감도가 떨어지고, 초음파나 촉진의 양성예측도가 낮으며, 불필요한 침습적 검사인 조직 검사의 필요성 증가 등을 고려할 때 정기 검진의 필요성이 적다고 볼 수 있다.

대한가정의학회에서는 무증상 성인에서 경부 진찰이나 초음파 검사를 이용해 갑상샘암을 선별하는 것을 권고하지 않는다고 밝히고 있다. 하지만 일차 진료의가 경부 진찰을 하는 것에 대해서는 반대하기 어렵다.

3. 심뇌혈관질환

1) 뇌졸중

무증상 성인에서 뇌졸중 선별 검사로는 합병증으로 허혈성 뇌졸중을 유발할 수 있는 두개 외 경동맥 협착을 진단하기 위한 검사를 고려할 수 있겠다. 경동맥 협착에 대한 선별 검사로는 경동맥 청진, 초음파 검사, CT, MRI가 있다. 현재까지는 무증상 성인에서 경동맥 협착을 발견하여 중재하는 것이 효과적이라는 근거가 부족하다. 게다가 무증상 성인에서 선별 검사나 그 결과에 따른 중재는 여러 가지 손해를 끼칠 수 있다.

따라서 무증상 성인에서 뇌졸중 선별을 위해 시행하는 어떤 검사도 효과적이라고 보기 어렵고, 무증상 성인에서 경동맥 협착을 선별 검사하여 약물이나 수술요법으로 예방 치료를 하는 것이 뇌졸중 예방에 효과적이고 치료에 동반되는 위험을 상회한다는 근거가 불충분하다.

2) 고혈압

대규모 무작위 대조 연구에서 고혈압 환자에서 혈압을 낮추면 심혈관질환을 포함한 여러 질환과 함께 사망 위험을 낮추는 것이 증명되었으므로 18세 이상 모든 성인에서 고혈압 선별이 추천된다.

18세 이후 모든 성인은 1~2년마다 혈압을 측정할 것이 권고되고 있다. 백의 고혈압이 의심되는 등 진료실에서 측정한 혈압만으로 결론을 내리기 어려울 때에는 자가 혈압 측정이나 24시간 혈압 측정을 활용해야 한다.

3) 관상 동맥 질환

미국에서 관상 동맥 질환으로 인한 사망자 수는 꾸준히 줄어들고 있으나 아직도 우리나라의 5배가 넘고, 단일 질환으로는 미국 내에서 가장 많은 사망 원인을 차지하고 있다. 그럼에도 불구하고 미국질병예방위원회는 무증상 성인에서 관상 동맥 질환을 선별하기 위해 어떠한 검사 방법도 권하고 있지 않다.

허혈성 심장 질환의 사망률이 증가하고는 있으나 미국에 비해 현저히 낮은 수준이고, 유병률 또한 그만큼 낮을 것으로 추정되는 우리나라에서는 위음성 및 위양성 결과가 훨씬 더 많을 것이므로 무증상 성인에서 관상 동맥 질환 사건의 위험을 찾기 위한 어떠한 선별 검사도 권고할 수 없다고 판단된다.

다만 관상 동맥 질환의 위험이 높은 성인에서 심각한 관상 동맥 협착의 존재를 확인하거나 관상 동맥 질환 사건을 예측하기 위해 안정 시 심전도, 운동 부하 검사, 전자선 컴퓨터 단층 촬영을 통한 통상적 선별 검사를 권고하거나 반대할만한 근거가 불충분하다.

4. 바이러스 간염

1) A형 간염

A형 간염은 자연 치유되는 급성 질환으로 만성 간염이나 만성 간질환을 초래하지 않는 질환이다. 따라서 A형 간염 무증상 일반 인구를 대상으로 한 항체 선별 검사는 필요 없지만, 낮은 연령일수록 항체 보유율이 떨어지고 최근 A형 간염의 집단 발병이 생기는 빈도가 늘어난 것으로부터 A형 간염 예방 접종의 필요성이 대두되고 있다.

항체 양성율이 낮은 30세 미만 연령군은 예방을 위해 백신을 접종하고, 30세 이상의 연령군에서는 예방 접종 전에 A형 간염의 면역 여부를 확인하기 위한 선별 검사를 시행할 것을 권고한다.

2) B형 간염

B형 간염 표면 항원 양성인 사람들을 조기 발견함으로써 얻을 수 있는 이점은 바이러스가 다른 사람에게 전파되는 것을 예방하는 것이다.

우리나라의 경우 과거에 비해서는 B형 간염의 유병율이 많이 감소한 편이긴 하지만 여전히 서구 여러 나라들에 비해서 유병율이 높은 상태이고 검사나 예방 접종 비용이 낮은 것을 고려해 볼 때, 면역 상태가 확인되지 않은 무증상 성인에게 B형 간염 면역 여부를 확인하기 위한 선별 검사를 시행할 것을 권고한다.

또한, 모든 임산부는 첫 산전 진찰 방문 때 B형 간염 바이러스 감염 여부를 확인하기 위한 선별 검사를 시행할 것을 권고한다.

3) C형 간염

C형 간염의 경우, 예방할 수 있는 백신이 없어 무증상 일반인을 대상으로 하는 선별 검사는 불필요하고 고위험군에 대한 선별 검사가 고려되어야 할 것으로 생각된다.

C형 간염의 위험 요인으로는 현재 혹은 과거 정맥 주사 남용자, 1990년 이전에 수혈을 받은 사람, 투석자, 감염된 모체로부터 태어난 아이, 감염된 사람과 성적 접촉을 한 사람, 위험한 성행위 등이 있다.

5. 대사성 질환

1) 당뇨병

당뇨병의 선별 검사로는 공복 혈당 검사, 당 부하 후 2시간 혈당 검사, 당화 혈색소 검사가 있다.

미국 당뇨학회에서는 당뇨병의 선별 검사로 공복 혈당 측정을 권고하고 있다. 그 이유는 시행이 간편하고, 빠르며, 결과의 재현성이 높고 값이 비싸지 않아 환자에 쉽게 적용할 수 있기 때문이다.

당 내인성 장애나 공복 혈당 장애에 대한 선별 검사 실시로 얻어지는 건강상 이득에 대한 증거는 없다. 하지만 집중적인 생활 교정 프로그램이 당뇨병의 발병을 낮출 수 있으므로, 대부분의 일반인들을 대상으로 신체 활동 증가, 건강한 식사, 정상 체중 유지가 추천되어야 한다. 특히 비만한 사람들에게는 체중 감량에 대한 적극적인 권고가 필요하다.

무증상 성인에서 당뇨병의 선별 검사에 대한 단체별 기준은 다르지만 심혈관계 질환의 중요 위험 요소인 고혈압이 있는 성인 환자에서는 당뇨병 선별 검사를 권할 양호한 근거들이 있다.

따라서 고혈압 병력이 있는 무증상 성인에서 제 2형 당뇨병의 선별 검사를 권고한다.

2) 비만

비만을 선별하는 목적은 체중을 감량하거나 적어도 유지하여 비만으로 인한 합병증을 예방하는 것이다. 또한 이러한 선별 검사는 적절한 체중을 유지하는 데 도움을 줄 수 있다.

일반 성인 집단에서 비만을 진단하기 위한 적절하고 신뢰할 만한 방법은 체질량 지수를 측정하는 것이다. 또한 대사증후군의 위험인자인 허리둘레는 복부비만의 평가 지표로 임상에 적용할 수 있다. 같은 체질량 지수를 가진 경우라도 허리둘레가 증가하면 비만 동반 질환의 위험이 더 높다.

따라서 무증상 성인에서 정기적으로 체질량 지수와 허리둘레를 측정할 것을 권고한다.

3) 이상 지질혈증

이상 지질혈증의 대부분은 증상을 통해 진단할 수 없으므로 검사를 통해 치료 대상자를 찾아내는 것이 중요한 선별 검사의 목적이다.

지질 측정 항목은 기본적으로 총콜레스테롤, LDL 콜레스테롤, HDL 콜레스테롤, 중성 지방이다. 수많은 연구들에서 총콜레스테롤을 포함하여 LDL 콜레스테롤, HDL 콜레스테롤 및 중성 지방이 관상동맥 질환의 독립적인 위험인자임이 증명되었다.

최근에 관심이 집중되고 있는 small dense LDL을 평가하기 위해서는 apo B 지단백 측정이 필요하다. 한국인은 small dense LDL 농도가 높은 것으로 나타나고 있는데 이는 탄수화물이 높은 식사 습관으로 인한 고중성지방혈증과 관계가 깊은 것으로 생각된다. 중성 지방이 높은 환자에서는 2차로 측정을 고려해볼 수 있겠다.

단체마다 선별 검사의 권고 기준은 다르지만 대한가정의학회에서는 35세 이상 남성에게 이상 지질혈증에 대한 선별 검사 시행을 권고하고 있다. 20~35세 남성의 경우 관상 동맥 질환의 위험성이 있을 때 권고하고 있고, 여성의 경우 45세 이상에서 관상 동맥 질환의 위험성이 있을 때 권고하고 있다. 20~45세 여성의 경우에도 관상 동맥 질환의 위험성이 있을 때 고려해볼 수 있겠다.

4) 골다공증

모든 폐경 여성의 약 반수가 그들의 생애 중에 골다공증 관련 골절을 경험한다고 하며, 이들 중 4분의 1이 척추의 퇴행성 병변을 가지고 있으며 15% 정도는 치명적인 고관절 골절로 고통 받을 것이라고 추정하고 있다. 특히 고관절 골절의 경우 첫 1년 동안 사망률이 20~25%에 달한다고 한다.

이런 골다공증에 대한 선별 검사의 중요성은 골다공증에 대한 예방이 폐경 후 골밀도와 골절 위험을 감소시킨다는 데 있다.

현재 권고안들을 살펴보면 65세 이상의 여성에게 골밀도 검사를 시행할 것을 권고하고 있다. 60세 이전의 폐경 여성과 60~64세까지의 골다공증성 골절의 위험인자가 없는 여성에게는 일상적인 골다공증 선별 검사를 권고하지 않고 있다.

위험 인자를 가진 여성이나 70세 이상의 남성, 골절 위험 요소를 동반한 70세 이전 남성에게 골밀도 검사를 권고하고 있다.

골다공증의 위험 인자로는 저체중, 늦은 초경, 이른 폐경, 적은 칼슘 섭취량, 골절 경험, 부모의 골절 경험, 흡연, 스테로이드 호르몬, 위험 음주 등이 있다.

참고 문헌

김영식. 질병예방과 건강증진. 대한가정의학회 편. 최신가정의학. 서울, 한국의학 2007, p.180-195.

대한가정의학회 편. 한국인의 평생건강관리 3판. 국진피앤디 2009.

보건복지가족부/중앙암등록본부. 2005년 국가암등록사업 연례보고서. In;2008.

보건복지부/보건사회연구원. 국민건강영양조사 제3기(2005)-성인이환-. In;2006.

통계청. 2007 사망원인 통계연고. Journal [serial online]. 2008 Date : Available from : http://kostat.go.kr/

제 V 부 일차 진료 의사의 평생 학습

– 개 요

일차 진료 의사가 전문인으로서 견지해야 할 삶의 자세 중 중요한 부분 중 하나가 평생 학습이다. 이 장에서는 평생 학습의 중요성과 그 방법에 대해 설명하고자 한다.

제 16 장

평생 학습(lifelong self-learning)의 중요성

【정진규】

2년 전 의료정책포럼에서 의료시스템의 개혁을 바라는 주장 중 '의사면허 종신제 폐지'에 대한 주장이 제기된 적이 있었다. 이는 결국 '끊임없는 의사 집단의 전문성 강화'를 위해 노력하라는 요구로 생각된다. 현대의 21세기 '의학 전문 직업성'을 대표하는 선언인 의사헌장: 의학 전문직업성에 대한 선언(A physician charter on medical professionalism) (Reiser & Banner, 2003)에서도 의학 전문직업성을 위한 10가지 책무 중 Commitment to professional competence (전문인으로서 완전성에 대한 책무)를 첫 번째로 꼽는 것 역시 전문가로서의 자질 함양을 위해 평생학습의 중요성을 강조하는 것과 같은 맥락으로 생각해 볼 수 있다.

의사헌장에서 제시하는 첫 번째 책무인 전문인으로서 완전성에 대한 책무를 원문 그대로 소개하면 다음과 같다.

'Physicians must be committed to lifelong learning and be responsible for maintaining the medical knowledge and clinical and team skills necessary for the provision of quality care. More broadly, the profession as a whole must strive to see that all of its members are competent and must ensure that appropriate mechanisms are available for physicians to accomplish this goal.'

즉, 전문가적 완전성을 가지기 위해 평생학습이 필요하며 개인이 전문직업성을 함양하기위해 스스로 노력해야 하는 것 뿐 아니라 사회 전반적인 제반사항을 마련해야 함을 뜻한다.

한 분야의 전문의가 되기 위해서는 대학(4년) 과정을 마치고 의학전문대학원(4년) 과정에서 기초과목과 임상과목을 배우고 임상 실습과정을 거치게 된다. 이후, 의사국가고시를 합격하면 전공의 과정(4~5년)을 이수하고 전문의 자격시험에 응시하여 전문의 자격증을 받는다. 그러나 이것만으로는 부족하다. 우리가 살고 있는 21세기는 매우 빠르게 변화하고 있고, 그에 따라 새로운 지식과 장비들이 지속적으로 바뀌고 있다. 의학 역시 끊임없이 변화, 발전하고 있다. 무수히 많은 논문과 이를 토대로 계속 변화하는 다양한 지식, 임상술기 그리고 다양한 새로운 약제들이 쏟아져 나오고 있다. 이러한 새로운 지식들, 약물, 술기는 과거에 옳다고 믿었던 치료법을 뒤집기도 한다.

이처럼 급변하는 환경에서 전문성을 유지하고, 경쟁력을 갖출 수 있는 유일한 방법은 바로 '평생 학습'일 것이다. 앞에서도 언급하였듯 의학 지식은 계속 변화하며, 어제 선호되던 방법이 여러 가지 이유에 의해 퇴출되기도 한다. 따라서 의사에게 무엇보다 중요한 것은 lifelong self-learning을 통해 지식, 기술, attitude 등을 발전시키는 것이 매우 중요하다. 우리가 수련 과정 중, 전문의 취득 이후에도 병원이나 학회에서 실시하는 연수 강좌, 심포지엄, 워크숍, 세미나의 형식을 통해 지속적인 교육을 하거나, 받는 것 모두 평생 학습의 일환일 것이다.

이처럼 중요한 평생 학습이 일상에서 자연스럽게 이루어지기 위해 꼭 알고 넘어가야 하는 것을 꼽으라고 하면 '근거 중심 의학'이 그 중 첫 번째일 것이다.

근거 중심 의학이 의학 교육계에 정식으로 소개된 것은 1990년대 초반이다(Evidence Based Medicine Working Group, 1992). 근거 중심 의학을 처음 소개한 이들 중 한 사람인 Sackett(1997)는 근거 중심 의학을 다음과 같이 정의하고 있다. 근거 중심 의학은 환자들을 한 사람 한 사람 진료하면서 어떤 의학적 결정을 내리고자 할 때 현 시점에서 입수 가능한 최선의 근거들을 솔직하고 현명하게 이용하자는 것이다. 근거 중심 의학을 한다는 것은 각 개인 의사의 임상 경험을, 체계적 연구로부터 얻어진 입수 가능한 최선의 외부 임상 근거와 통합시키는 것을 의미한다. 그럼 근거 중심 의학이 무엇인지를 이해하기 위해 우선 한 가지 예를 들어보도록 하겠다.

대학병원 신경과에 근무하는 1년차 전공의 A는 최근 간질 대발작으로 입원한 43세 남자환자 B씨를 담당하게 되었다. B씨는 입원 전까지 건강하였고, 과거 간질 발작의 경험은 물론, 머리를 다친 일도 없었다. 일주일에 한 두 번 정도 술을 마셨지만 간질 발작이 있었던 날은 음주를 하지 않았다. 신체 검사에서 특이소견은 발견되지 않았으며, CT는 정상, EEG에는 비특이적 소견만이 나타날 뿐이었다. 환자에게는 Phenytoin을 정맥 주사로 투여하였으며, 동시에 경구 투여도 병용하였다. 이제 퇴원을 앞둔 환자와 보호자는 경련 발작이 재발할 위험성이 얼마나 되는지, 약은 얼마동안 복용해야 하는지, 운전은 해도 좋은지 등을 알고 싶어 했다. 이와 같은 문제에 직면했을 때, 이제까지 통상적으로 1년차 전공의가 해오던 행동은 아마도 다음과 같을 것이다.

● **통상적인 방법**

전공의 A는 B씨와 그 가족들이 궁금해 하는 사항들을 4년차 전공의에게 질문하였다. 4년차 전공의는 "(위험률이 정확히 어느 정도인지 알지 못하는 상태에서) 아마도 재발 위험이 높을 것"이며 "자동차 운전은 안 하는 것이 좋고 외래로 계속 방문해 약을 복용하는 것이 좋겠다."고 대답해 주었고 Dr. A는 이를 그대로 환자에게 전달해 주었다. 환자는 자신의 예후에 대해 막연한 불안감을 느끼며 퇴원할 수밖에 없었다.

● **그러나 근거 중심 의학을 익혔다면…….**

전공의 A는 자신이 첫 번째 경련 발작의 예후에 대해 잘 모르고 있음을 자각하고 도서관으로 향했다. 그곳에서 그는 Grateful Med라는 MEDLINE 검색 프로그램을 이용하여 문헌탐색을 실시하였다. "epilepsy"와 "prognosis" 그리고 "recurrence"를 주제어 (Medical Subject Headings (MeSH) terms)로 사용하여 탐색한 결과 25개의 관련 연구들을 찾아낼 수 있었다. 각 연구의 제목을 주의 깊게 살펴 본 후 그 중 한 연구가 자신이 찾고 있는 주제와 가장 관련성이 높다고 판단하였다. 그 연구 문헌을 통해 경련 발작을 처음으로 경험한 환자의 재발률은 첫 해에는 30-43%, 3년째에는 51~60%임을 알게 되었다. 18개월 간 경련 발작이 없었을 경우 재발 위험률은 20%이하로 떨어졌다.

A는 환자에게 이러한 내용을 알려주었고, 외래를 규칙적으로 방문해 약을 복용할 것과 더 이상의 경련이 없을 경우 18개월 후에 약의 계속 사용 여부를 재평가해볼 것을 권유하였다. 환자는 자신의 예후와 향후 치료방향에 대해 분명한 정보를 얻고 가벼운 마음으로 퇴원하였다. Dr. A가 문헌 탐색을 위해 지출한 비용은 논문 전송료 3000원 뿐이었고, 소요시간은 30분 정도였다.

첫 번째 예에서 볼 수 있듯이 기존 의학에서는 의학적 결정이 주로 개인 의사의 비체계적이고 주관적, 단편적인 임상 경험들, 상식, 직관력에 따라서, 혹은 그 분야 권위자의 의견을 통해 이루어졌다. 그러다 보면 자연히 의사의 서열이나 나이가 의학적 결정을 내리는 과정에서 가장 중요한 역할을 하게 된다. Covell 등(1985)의 조사에 의하면 일차 진료 의사들이 반나절 진료를 하는 동안 새롭고, 중요한 의학정보를 필요로 하는 경우가 통상적으로 16회 정도에 달했다고 한다. 그러나 이런 의학 정보들을 실제로 찾아서 확인하는 경우는 전체의 30%에 불과했으며, 그나마도 교과서나 학술지를 찾아 얻는 경우는 극히 드물었고 대부분 동료에게 물어보아 해결했다고 한다. 근거 중심 의학의 주창자들은 또한 기존 의학이 병태생리학적 논리(검증되지 않은 추론)를 의학적 결정을 내리기 위한 충분조건으로 간주하는 경향이 있다고 지적한다. 그러나 사실 이러한 병태생리학적 이론들은 그 자체에 결정적 오류가 있을 수도 있고, 실제 임상 상황과는 동떨어진 경우도 많기 때문에 의학적 결정의 유일한 근거로 삼기에는 부적합하다. 즉 생의학적 모형(bio-medical model)에서는 모든 질병을 신체의 구조적, 혹은 생화학적 기능이상이라는 환원론적 관점에서 파악을 하기 때문에 질병의 원인과 결과 사이에는 확률이 아닌 필연의 관계가 있으며, 병태생리학적 기전이 발현되는 과정이나 진단적 추론을 하는 과정에서 우연이나 불확실성이 개입할 소지가 거의 없는 것으로 전제한다. 그러나 질병의 발생과 경과에는 단일 요인이 아닌 다수의 복합요인이 관여하며, 이 과정에 많은 불확실성이 개재되어 있음은 이제 부인할 수 없는 사실로 받아들여지고 있다. 진단 검사에는 위양성과 위음성이 있고, 대부분의 치료방법은 이득과 동시에 위험을 내포하고 있다. 또한 환자 개개인의 건강상태, 다른 질병의 존재 유무, 치료에 대한 순응도 등 여러 가지 요인들이 치료 효과에 영향을 미칠 수 있으므로 생의학적 모델에 근거한 의학적 결정은 많은 한계점을 갖고 있고, 이를 실제 임상 상황에 그대로 적용할 경우, 예기치 못한 결과가 초래될 위험마저 있다.

또한 환자의 권리가 예전에 비해 크게 강화되고 있는 것도 과거의 의학적 결정 방법을 계속 사용하기 어렵게 하는 또 하나의 이유이다. 환자의 자율성이 강조되고 있으며, 이에 따라 환자의 의사가 의학적 결정에 중요한 요소로 작용한다. 의료 자원을 보다 공정하고 효율적으로 분배해야 하는 의료시스템으로의 점진적 전환 역시 새로운 의학적 결정 방법을 요구하고 있다.

이제 의사들은 최소한의 의료 자원을 사용하면서도 지역 주민의 건강을 최대로 유지할 수 있도록 균형 잡힌 의학적 결정을 내릴 수 있어야 한다. 또한 그러한 의학적 결정은 여러 사람들에게 그대로 노출되므로 확실한 근거가 없이 의학적 결정을 내리는 의사는 자신의 결정에 대한 신랄한 책임 추궁을 당할 위험이 점차 커지고 있다. 교과서에 실려 있는 최선의 예방 및 치료 방법도 실제 현실에서는 최선의 방법이 아닐 수도, 혹은 실현 불가능한 탁상공론에 불과할 수도 있다. 더구나 교과서라는 것이 급변하는 의학적 지식을 신속히 반영할 수 없는 근본적 한계를 갖고 있으므로, 환자에게 적용하기에는 이미 낡은 지식을 제공하는 경우도 많다.

● 결론

근거 중심 의학은 급변하는 현대 의료 환경에 대응할 수 있는 최선의 해결책으로 제시되고 있다. 전통적인 의학과 달리 근거 중심 의학에서는 임상적 결정이 “체계적 연구”의 결과 확인된 “입수 가능한 최선의” 임상적 근거에 기초하여 이루어진다. 일차 진료 의사들은 의학 정보의 홍수 속에서 자신의 환자 문제를 해결하는데 가장 적합한 정보를 효율적으로 검색하고 이를 진료 현장에서 적용할 수 있는 능력과 이러한 과정을 스스로 평가하고 향상시킬 능력을 함양하여야 할 것이다.

참고 문헌

Covell DG, Uman GC, Manning PR. Information needs in office practice: are they being met? Ann Intern Med 1985; 103: 596-9.

Evidence Based Medicine Working Group. Evidence-based medicine: a new approach to teaching the practice of medicine. JAMA 1992; 268(17): 2420-5.

Reiser S, Banner R. The Charter on Medical Professionalism and the Limits of Medical Power. Ann Intern Med 2003; 138(10): 844-6.

Sackett DL, Richardson WS, Rosenberg W, Haynes RB. Evidence-based Medicine: How to Practice and Teach EBM. New York: Churchill Livingstone, 1997.

[참고] 인터넷 상에서 근거 중심 의학에 대한 정보를 얻을 수 있는 대표적인 웹 사이트

1. Centre for Evidence-Based Medicine
2. Resources for Practicing Evidence-Based Medicine
3. A ScHARR Introduction to Evidence Based Practice on the Internet

제 17 장

학습 주제(learning issue) 해결 방법

【정진규】

일반적으로 임상 진료 과정에서 의문점이 생겼을 때 정설로 알려진 교과서를 참고해 해결하게 된다. 교과서만으로는 해결되지 않을 때는 종설(review article)을 참고해 해결하게 되고, 그래도 해결되지 않을 때는 원저(original articles)들을 참고해 자신만의 결론을 내게 된다. 그 때 중요한 것이 근거 중심 의학(Evidence based medicine)이다.

1. 근거 중심 의학의 5단계

의학적 지식의 급속한 팽창으로 인해 광범위한 새로운 지식을 평가하고 획득하는데 어려움이 있다. 임상적인 의사결정에 있어서 과학적인 근거에 기초하여 적절한 방법을 선택하고 이를 의사들의 경험과 통합해 환자에게 최선의 진료를 제공하는 것을 내용으로 하는 근거 중심 의학은 일차 진료 의사가 갖추어야할 조건으로 그 필요성에 대한 공감대가 확대되고 있다(Welch & Lurie, 2007). 일반적으로 근거 중심 의학은 다음과 같은 5단계를 거치는 것으로 설명하고 있다(안형식, 2004).

제 1단계: 구체적이며 답변 가능한 임상질문 만들기

제 2단계: 질문에 답이 될 수 있는 최선의 근거 검색

제 3단계: 실제 환자에게 적용 가능성을 비평적으로 분석하기

제 4단계: 3단계에서 얻어진 결과를 임상 경험과 환자 고유의 상황에 맞추어 통합하기

제 5단계: 1~4단계까지의 효과를 평가하고 개선점 찾기

1) 질문 만들기

임상 문제 만들기는 근거 중심 의학의 출발점이라고 할 수 있다. 진료를 하다 보면 여러 가지 의문이 생긴다. 그러나 환자 진료 중에 생기는 질문은 대답할 수 있는 질문이어야 한다. 예를 들어 '호르몬 대체 요법이 골다공증 치료에 도움이 될까?' 라는 의문을 품었다고 했을 때 인터넷에 들어가 'Hormone replacement'와 'osteoporosis'라는 주제어로 검색하면 모두 2,000개 이상의 논문이 나와 이 문제를 규명하기에 많은 시간이 필요할 것이다. 이러한 문제를 해결하기 위해 질문은 구체적이고 구조화 된 형태로 만들어야 한다. 이때 흔히 이용되는 방법이 'PICO' 방법이다. PICO는 Patients, Intervention, Comparison, Outcomes의 약자로 정보를 알고 싶은 집단(예, postmenopausal women), 효과를 알고 싶은 치료법(예, estrogen replacement therapy), 비교집단(예, no estrogen replacement group), 알고자 하는 치료 효과(예, osteoporosis)를 명확히 정의해야 한다.

앞에서 하였던 질문을 PICO 형식 즉, 대답이 가능한 질문 형태로 바꾸어 보면 '폐경여성에서 에스트로겐 대체요법을 실시하는 것은 치료하지 않는 것에 비해서 골다공증에 도움이 되는가?'로 바꾸어 볼 수 있을 것이다.

질문 만들기에서 또 한 가지 주의할 점은 가지고 있는 질문이 치료, 진단, 예후, 원인(유해) 중 어디에 해당하지는 지를 확인해야 한다. 치료에 대한 질문은 '치료에 따라 결과가 어떻게 달라지는가?'가 있을 것이고, 진단질문은 특정 검사가 신뢰할 만하고 유용한지를 묻는 것이다. 예후는 특정 치료를 하였을 때 여명, 삶의 질, 건강에 미치는 영향을 묻는 것이고 원인(혹은 유해)질문은 질병과 특정 원인 사이의 관계를 묻는 것이다. 질문 형태에 대한 PICO는 다음과 같다(표 17-1).

표 17-1. 질문의 형태에 따른 PICO

질문 형태	PICO	
치료	P	: 환자 혹은 문제
	I	: 치료 중재
	C	: 비교 중재
	O	: 치료의 효과, 부작용
진단	P	: 환자 혹은 문제
	I	: 진단 검사
	C	: 황금 검사
	O	: 진단의 정확도
원인 / 유해	P	: 환자 혹은 문제
	I	: 노출
	C	: 비노출
	O	: 질병의 발생, 유해의 발생
예후	P	: 환자 혹은 문제
	I	: 예후 인자
	C	: 예후 인자가 없는 것
	O	: 질병의 예후

이처럼 임상 문제를 구조화 하면 다음과 같은 이점이 있다.

첫째, 구조화된 질문으로 검색을 하면 해당 질문에 대해 검토해야 할 논문의 수를 아주 적게 제한할 수 있어 검색이 용이해진다.

둘째, 임상 진료 지침, 체계적 고찰, 기술 평가와 같은 근거 중심 의학의 주요 영역에서 작업을 할 때 첫 번째 단계는 바로 해당 문제를 PICO 형식으로 구체화 하는 것이다.

셋째, 최종 결과를 구체화 시킬 수 있다.

넷째, 임상 질문 만들기를 교육에 활용할 수 있다. 좋은 질문은 근거 중심 의학을 실천하고 가르치는데 핵심이 되는 부분이다(김수영, 2006).

2) 문헌 검색하기

근거 중심 의학에서 두 번째로 해야할 일은 구조화한 질문에 대해 해당 문헌을 검색하는 것이다. 현재에도 매월 2만여 편 이상의 논문이 잡지에 실리는 현실에서 효과적인 문헌 검색을 하기 위해 기술을 습득할 필요가 있다.

우선 문헌 검색 범위를 명확히 할 필요가 있다. 문헌 검색 범위를 결정하는 방법으로 COSI라는 것이 있다. COSI는 Core, Standard, Ideal의 약자이다. Core는 문헌 검색의 핵이 되는 부분으로 관련 국내 문헌, 핵심 데이터베이스(Pubmed, Embase, Cochrane central)가 해당한다. 체계적 고찰의 경우 Standard, Ideal 포함여부가 중요한 부분이지만 통상적인 연구 활동의 경우 Core만 검색해도 문제는 없다(Kim, 2007). 다음은 자료 수집에 흔히 사용되는 국내외 데이터베이스이다.

(1) 국내 데이터베이스

국내에서 이용 가능한 데이터베이스로 대표적인 것에는 대한 의학 학술지 편집인 협의회에서 개발한 KoreaMed(http://www.koreamed.org)가 있다. KoreaMed는 자체 등재 기준에 합당한 학술지만을 선별하여 등재하고 있으며, 현재 144종의 국내 의학 관련 학술지가 등재되어있다. 영어로만 검색이 가능하고 수록 종수가 적다는 제한점이 있다. Rich(http://www.richis.org), 의학연구정보센터(Medric)에서 개발한 KMBase (http://www.kmbase.or.kr)는 의학 관련 700여종의 학술지를 수록하고 있다. 수록 종수는 KoreaMed에 비해 훨씬 많지만 갱신이 되지 않는 학술지들이 많이 포함되어 있다. 이외의 전문 데이터베이스로는 보건연구정보센터(RiCH)에서 개발한 간호학/보건학 분야 데이터베이스가 있다. 전체 학술 분야를 포함하는 데이터베이스로는 한국학술정보원(KERIS)의 학술연구정보서비스(RISS4U, http://www.riss4u.net)와 국회 전자도서관, 개별 영리업체에서 운영하고 있는 KISS, DBPIA 등이 있다(조혜민, 2006). 국내 데이터베이스는 현재 계속 발전해 나가는 단계로 해외 데이터베이스에 비해 수록 데이터의 종수나 검색기능 등에서 부족한 점이 있다. 따라서 하나의 주제에 대해 검색을 할 경우 여러 데이터베이스를 검색하여 상호 보완적으로 이용해야 한다는 어려움이 있다. 다음은 흔히 활용 할 수 있는 국내 주요 데이터베이스를 요약한 것이다(표 17-2).

표 17-2. 국내 주요 데이터베이스

데이터베이스명	분야	제작처	인터넷 주소
KoreaMed	의학	대한의학학술지편집인협의회	http://www.koreamed.org
KMbase	의학	의학연구정보센터	http://kmbase.medric.or.kr
RiCH	간호, 보건학	의학연구정보센터	http://www.rich.org
국회전자도서관	학술전반	국회도서관	http://www.nanet.go.kr/dL/SearchIndex.php
RiSS4U	학술전반	한국교육학술정보원	http://www.riss4u.net
DBPIA	학술전반	교보문고	http://www.dbpia.co.kr
KISS	학술전반	한국학술정보	http://kiss.kstdy.com

(2) 국외 데이터베이스

국외 데이터베이스로는 Medline, Embase, Cochrane CENTRAL이 대표적이다. 이중 Medline (Pubmed, http://www.pubmed.org)은 미국뿐 아니라 전 세계적으로 가장 우수한 의학 관련 서지 데이터베이스로서 생물의학과 관련된 문헌이 수록된 광범위 정보를 얻기 위한 검색 도구이다. 4,800여종의 학술지를 수록하고 있다. Medline은 의학 연구에 있어 필수적인 데이터베이스로 PubMed 시스템을 통해 누구나 무료로 이용할 수 있다.

Embase(http://www.embase.com)는 유럽(암스테르담)에서 발간된 Expecta Medica에 기초를 두고 만들어진 데이터베이스이다. 4,000개의 잡지, 8백만 편의 논문이 수록되어 있다. 메드라인에 비해 약물 분야와 유럽 논문에 강한 것으로 알려져 있다. 두 데이터베이스의 중복률은 약 70%이지만 자료의 누락을 방지하기 위해서는 두 데이터베이스를 필수적으로 검색하는 것이 필요하다.

Cochrane CENTRAL은 근거 중심 의학의 발달과 함께 생겨난 데이터베이스(http://www.updateusa.com/clibhome/clib.htm)로 전 세계에서 개발된 임상 시험 자료들을 한 곳에 모아 손쉽게 접근할 수 있도록 지원하는 것에 목표를 두고 Cochrane

Collaboration에서 만들었다. 따라서 메드라인과 EMbase를 검색하여 기존의 데이터베이스에 등록된 무작위 임상시험 논문들을 소급 검색해 저장해 놓았다. 또한 대표적인 학술지들을 수기 검색하여 함께 수록해 놓았으며 언어, 지역에 관계없이 무작위 임상 시험 논문을 등록 받고 있다. 현재 477,000여 편의 무작위 임상 시험 자료들이 수록되어 있다.

SCI(Scientific Citation Index; http://science.thomsonreuters.com) 과학 기술 전체를 포괄하는 데이터베이스로 미국 Thomson Scientific에 의해 개발되었다. 과학 기술 전체를 포함하고 있어 근거 중심 의학과 같이 의학만이 가지는 특성을 잘 표현하지는 못했지만, Meeting abstract 등도 포함하고 있어 메드라인과 EMbase에서 검색되지 않는 자료를 검색할 수 있는 특징이 있다. SCI-Expanded에 약 6,400여 종의 학술지를 수록하고 있다.

다음은 흔히 활용 할 수 있는 국외 주요 데이터베이스를 요약한 것이다(조혜민, 2006) (표 17-3).

표 17-3. 국외 주요 데이터베이스

데이터 베이스명	분야와 특성	수록종수 /건수	제작처	인터넷 주소
Medline (by Pubmed)	의학분야 대표 DB	4,800종	미국 NLM	http://www.pubmed.gov
EMbase	의학분야 대표 DB	6,500종	네덜란드 Elsivier	http://www.embase.comr
SCI/ SCI-E	과학기술분야의 대표 DB	6,442종	미국 ISI	http://www.isiknowledge.com
Central	EBM (근거 중심 의학실현을 위한 RCT 수록DB)	RCT: 47 만여건	미국	http://www3.interscience.wiley.com/
AMED	보완대체 의학분야의 대표 DB	600여종	영국 British library	http://www.bl.uk/collection/health/amed.html

3) 근거의 타당성 평가

근거의 평가를 위한 세 번째 단계는 문헌의 질을 평가하는 것이다. 질을 평가하기 위해서는 연구의 타당성 평가와 비뚤림(bias)이 얼마나 존재하는 지에 의해 결정할 수 있다.

(1) 연구의 타당성 평가

연구의 타당성을 위해서는 다음과 같이 제시된 지침에 따라 논문을 분석한다.

① 환자 배정은 무작위이며 무작위 배정표는 비밀이었는가? (Randomization)

② 추적 관찰 기간은 충분히 길고 완전하였는가? 임상적으로 의미 있는 질병 결과를 관찰할 수 있을 만큼 충분히 길어야 한다. 이때 허용될 수 있는 중도 탈락 범위는 통상 20%미만이어야 한다. 왜냐하면 예후가 좋을 것으로 추정되는 군에서 소실된 환자들은 예후가 나쁜 쪽으로 가정하고 예후가 나쁠 것으로 추정되는 군에서 소실된 환자들은 모두 예후가 좋을 것으로 가정하고도 원래의 결론을 유지할 수 있는 추적 관찰 소실률은 20% 미만이기 때문이다.

③ 이중 맹검법이 시행되었는가?

④ 각 군은 시험의 대상이 되는 치료법외에는 모든 측면에서 동일하게 취급되었는가?

⑤ 각 군은 임상 시험의 시작단계에서는 유사하였는가? 실험에 참가한 대상자들이 해당 치료법을 제외하고는 예후에 영향을 줄 수 있는 모든 변수에 있어 유사한 지를 확인한다. 만일 그렇지 않다면 잠재적 예후 인자에 대한 보정 여부를 확인한다.

(2) 비뚤림(bias)에 대한 평가

임상 시험에서 올 수 있는 비뚤림으로는 선택 비뚤림(selection bias), 수행 비뚤림(performance bias), 탈락 비뚤림(attrition bias), 결과 확인 비뚤림(detection or measurement bias)의 네 가지이다.

첫째, 선택 비뚤림(selection bias)은 치료군 배정에 대한 것이다. 치료군 배정과정에서 가장 중요한 과정은 배정 은폐이다. 중앙에서 시행한 무작위 할당, 코드가 적혀있는 용기, 순차적 번호 부여와 군 선정 과정에서 불투명한 용기 사용 등의 언급이 있는 경우 적절하다고 판단해 볼 수 있다.

둘째, 수행 비뚤림(performance bias)은 임상 시험이 진행되는 동안 중재군과 대조군에 제공되는 중재의 계통적 차이를 의미한다. 의도하지 않은 치료 혹은 위약효과를 배제하기 위해서 제공되는 치료에 대해 '맹점'이 이루어져서 할당된 중재를 받는 사람들이 몰라야 한다. 맹검은 이러한 비뚤림을 줄이는데 중요한 역할을 한다.

셋째, 탈락 비뚤림(attrition bias)은 연구에서 대상자 탈락의 계통적 차이 때문에 발생하며 exclusion bias라고 불리기도 한다. 참여자의 탈락을 어떻게 다루었는지에 대해서 부적절한 경우가 많으며 추적 관찰에 대한 설명 자체가 명확하지 않은 경우도 있다.

넷째, 결과 확인 비뚤림은 결과 평가에 있어 두 군 사이에 발생할 수 있는 계통적인 차이를 말한다. 결과를 평가할 때 배정에 대한 맹검이 이루어져 있으면 이런 비뚤림이 적게 발생할 가능성이 크다. 맹검은 통증과 같이 결과 측정에 주관성이 개입되는 경우 더욱더 중요하다. 그 외에도 알려져 있고 측정 가능한 혼란변수에 대한 통제나 보정을 하는 것도 매우 중요하다.

4) 연구 결과의 종합과 적용

근거 중심 의학의 네 번째 단계는 연구 결과와 근거를 통합해서 실제 의사 결정을 하는 것이고 만일 의사 결정이 임상적이라면 개별 환자 진료에 적용하는 것이다. 개별 환자에게 연구 결과를 적용하는 과정은 두 개의 요소로 이루어져 있는데 그것은 첫째, 해당 치료의 결과로 부작용보다 이득이 많을 가능성을 결정하고 둘째, 이를 환자 개인의 가치 판단과 통합하는 것이다. 개별 환자에게 치료의 이득은 한 예의 부정적 사건(질병)을 예방하기 위해 치료해야 할 환자수(number needed to treat, NNT)라는 개념이 널리 쓰이고 시험군과 대조군 사이의 부정적 사건의 절대적 발생률 차이의 역수로 계산한다. 예를 들어 시험군과 대조군 사이의 부정적 사건의 절대적인 발생율의 사건의 차이가 10%라고 한다면 1/0.1 즉 NNT는 10이 된다. 치료의 부작용은 NNH(number needed to harm)로 나타나는데 한 예의 부정적 사건이 발생될 때 까지 치료를 받은 환자의 수를 의미하며 시험군과 대조군의 부정적 발생률의 역수로 계산한다. 예를 들어 알렌드로네이트 사용군의 식도염 발생률이 0.9%이고 위약군에서 0.5%였다면 1/(0.009-0.005) 즉 250이 NNH이며 이는 알렌드로네이트를 250명에게 투여할 때, 1명에게 식도염이 발생한다는 의미가 된다(Sackett 등, 1997).

5) 평가와 피드백

근거 중심 의학을 수행하는 다섯 번째 단계는 1단계에서 4단계까지 자신이 수행했던 것을 점검하고 스스로 평가하여 다음 번 환자를 진료할 때 더욱 효율적으로 각 단계를 실천할 수 있도록 하는 것이다. 자신의 수행 과정에 대한 평가는 일차 진료 의사에게 큰 만족과 자부심을 느끼게 할 것이다. 더 나아가서, 다른 동료와 임상 결정 과정에 대한 감사(audit)를 하는 것은 다음 두 가지 이유에서 중요하다. 우선 일차 진료 의사로서 자신의 임상 수행 능력을 평가할 수 있도록 해준다. 둘째, 다른 동료들의 평가를 진료 전략에 반영할 수 있어 진료 수준의 향상을 꾀할 수 있기 때문이다(Oxman 등, 1993).

2. 근거 중심 의학의 응용

근거 중심 의학은 근거에 대한 체계적 분석기법에 의해 크게 발전했으며 임상 진료 지침, 체계적 고찰, 의료 기술 평가, 진료의 질 평가 등 다양한 영역으로 확대 적용되고 있다. 현재 의학적 의사 결정의 관점에서 근거 중심 의학의 원리를 가장 잘 적용하고 있는 두 가지 분야는 임상 진료 지침과 체계적 고찰이며 두 가지 경우 모두 기존에 발표된 연구에 대한 종합적이고 체계적인 수집과 정리가 필요하다. 근거 중심 의학은 전반적인 의학적 의사 결정의 중요한 원리로 받아들여지고 있으므로 이러한 접근에 익숙해져야 하겠다.

1) 임상 진료지침(Guideline)

임상 진료지침은 '특정 상황에서 의사와 환자의 의사결정을 돕기 위해 체계적으로 개발된 진술'이다. 진료지침에 대한 준수여부는 진료 결과에 많은 영향을 미칠 수도 있다. 미국에서 심근경색환자 64,775명을 대상으로 시행된 연구(Peterson 등, 2006)에서 ACC/AHA 심근경색 지침 중 class I인 9개 권고에 대한 순응도가 10% 상승하면 병원 사망 위험이 10% 감소하였다. AHCPR(1995)에서 개발한 심혈관질환 진료 지침을 의사가 20% 실행할 경우 의료비용이 100만 달러가 절감된다는 분석처럼 비용절감효과도 기대할 수 있다. 과거 임상지침은 주로 전문가들의 의견을 통해 제정되는 경우(expert opinion guidelines)가 대부분이었지만 현재는 근거 중심 지침이 주로 이루고 있다. 근거 중심 지침은 제작 과정을 명확하고 투명하게 제시한다는 점에서 기존의 지침과 차별화된다.

(1) 임상 진료지침 데이터베이스 소개

-미국: AHRQ(Agency for Healthcare Research and Quality) National Guideline Clearinghouse 인터넷 주소 http://www.ahrq.gov/

-영국: NHS(National Health Service) http://www.cks.nhs.uk/home Scottish Intercollegiate Guidelines Network(SIGN)

-캐나다: CMA Infobase 인터넷 주소 http://www.cma.ca/

(2) 우리나라 현황

우리나라의 경우 임상 학회를 중심으로 임상 진료지침을 개발하고 있지만 이들 지침에 대한 분석결과 단일 학회 중심, 근거 중심 의학적 원리 미적용, 전문가 합의 중심, 실행, 갱신 전략이 없는 등의 문제가 있었던 것으로 확인되었다(안형식, 2006).

2) 체계적 고찰(Systematic review)

(1) 체계적 고찰의 개념

고찰은 크게 기술적 고찰과 체계적 고찰로 구별할 수 있다. 기술적 고찰은 현재까지도 고찰의 주류를 이루고 있는 서술 방식이며 해당 분야에 대해 폭넓은 지식을 제공하지만 고찰 문헌이 불완전하며, 고찰에 이용한 문헌을 주관적으로 선택한다는 점, 문헌 분석이 비 과학적이라는 비판이 있다. 체계적 고찰은 기술적 고찰의 이러한 문제점을 보완하여 자료를 분석 고찰한다는 특징이 있다(표 17-4)(김수영, 2006).

메타분석(meta-analysis)은 같은 질문에 답하는 여러 연구의 결과를 종합적 측정치로 결합하는 통계 기법으로 근거 중심 의학의 주요한 방법론의 하나로 계량적인 종합 수치를 제시함으로써 명확한 의사 결정을 가능하게 한다. 비슷하지만 조금 다른 연구로 Pooled analysis(Individual patient data mea-analysis)라는 것이 있다. 이것은 연구를 결합할 때 연구에 나와 있는 정보를 통해 결합하는 것이 아니고 개별 연구의 실제데이터를 모아서 이를 통해 분석하는 것을 말한다(Badgett 등, 1997).

표 17-4. 비체계적 고찰과 체계적 고찰

특징	비체계적 고찰	체계적 고찰
연구 질문	대부분 광범위	대부분 특이적
검색 전략과 데이터베이스	검색 데이터베이스와 전략이 제공되지 않음	명시적 검색 전략 제시, 포괄적 검색 데이터베이스
연구 선택	특이적이지 않고 자의적일 가능성이 있음	기준에 기초한 선택
연구의 질	평가한다 해도 비정규적 평가	자료 추출 과정에 포함하여 공식적으로 평가
논문 검토	변이가 크다	자료 추출 표를 통한 비판적 추출
자료 결합	질적 결합	가능하다면 양적 결합(메타분석) 그렇지 않으면 질적 결합
추론	때때로 근거 중심	대부분 근거 중심

(2) 현황

현재 전 세계적으로 체계적 고찰을 통한 연구 활동이 활발하게 진행되고 있다. 체계적 고찰을 이용한 연구는 1990년 이후 급격히 증가하고 있으며 특히 2000년 이후 매년 2,000편 이상의 연구가 활발히 이루어지고 있다. 그러나 체계적 고찰 혹은 메타분석이 모든 문제에 대한 해결책은 아니다. 메타분석이 되었다 하더라도 질이 나쁜 연구가 포함되었거나 연구의 질을 무시한 경우, 이질성에 대한 주의를 기울이지 못할 때, 무차별적인 자료 병합으로 결론이 정확하지 않은 경우, 비뚤림이 있는 경우 메타분석이나 체계적 고찰이 잘못된 결론으로 도달할 수도 있다.

3) 코크란 데이터베이스

전 세계적으로 체계적 고찰 연구영역을 주도하고 있는 곳은 코크란 연합(Cochrane Collaboration; http://www.cochrane.org)이다. 이 단체는 영국 역학자 Archi Cochrane이 주창하여 만들었다. 1992년 영국에서 처음으로 코크란 센터가 설립되고, 1993년 collaboration이 구성되었다. 이 단체의 주요 특징은 아래와 같다.

첫째, 다양한 의학 관련 분야에서 유용한, 양질의 최신 체계적 고찰을 생산하고, 이에 대한 접근성을 향상시켰다.

둘째, 연 4회의 Cochran Database of Systematic Reviews(CDSR)를 통해 체계적 고찰의 데이터베이스를 구축함

코크란 라이브러리를 통해 동시에 검색 가능한 주요 데이터베이스(유료)는 아래와 같다.

① The Cochran Database of Systematic Reviews

② The Cochran Controlled Trials Register: Medline, EMbase 등 주요 의학 논문 데이터베이스에서 controlled trial만을 검색 등록하여 RCT를 찾기 위한 가장 강력한 데이터베이스로 평가된다.

③ The Cochran Methodology Register

④ Cochran Database of Methodology Reviews(CDMR)

3. 근거 중심 의학의 과제

근거 중심 의학의 가장 큰 목표 중 하나는 의사, 환자, 정책 결정자, 이해 당사자들을 모두 동일한 원칙으로 판단하도록 유도하는 것이다. 상당수 근거들이 연구를 할 재력이 있는 제약 회사나 기기 회사에서 주로 생산되는 것도 중요한 문제가 될 수 있다. 현재 산업체에서 상당수 연구를 후원하여 체계적 고찰을 생산하고 있고 스폰서가 이루어진 연구의 경우 연구 결과가 긍정적인 경우를 많이 경험한다. 마지막으로 근거 중심 자료들에 쉽게 접근할 수 있는 방법을 개발하는 것도 중요하다.

현재는 누구도 '근거 중심 의학이란 무엇인가' 혹은 '근거 중심 의학은 왜 중요한가?'라는 질문을 하지 않는다. 지금은 '근거 중심 의학의 실현을 위해서 무엇을 해야 할 것인가' 혹은 '근거 중심 의학이 현실화 되지 않는 이유는 무엇인가'를 묻고 있다. 아마도 멀지 않은 장래에 이에 대한 답변이 이루어져야 할 것이며 그렇게 되기 위하여 노력하여야 할 것이다.

참고 문헌

김수영. 근거 중심 의학과 체계적 고찰. 한국의료QA학회지 Med 2006; 12: 32-40.

안형식. 우리나라진료지침현황과 향후 발전방향. 임상진료지침 심포지엄; 2006 Dec 19; 서울: 대한의학회; 2006.

조혜민. 체계적 고찰 논문 작성을 위한 의학정보검색. 가정의학회지 2006; 27(11): 83-8.

Ahn HS, Bae HJ, Lee YM, Park HG. Evidence-based medicine. 1st ed, Seoul: Academia; 2004.

AHCRP. Better quality can cost less: an evolving role of AHRP. Interim report to National Advisory Counsil. 1995. publication no 98-R011.

Badgett RG, O'Keefe M, Henderson MC. Using systematic reviews in clinical education. Ann Intern Med 1997; 126: 886-90.

Kim SY. Evidence-based medicine. In: Lee HR, Kim SY, Lee SH, editors. Textbook of family medicine. 2nd ed. Seoul: Hankook Press; 2007. p. 144-52.

Oxman AD, Sackett DL, Guyatt GH. Users' guides to the medical literature. I. How to get started. The Evidence-Based Medicine Working Group. JAMA 1993; 270(17): 2093-5.

Peterson ED, Roe MT, Mulgund J, DeLong ER, Lytle BL, Brindis RG, et al. Association between hospital process performance and outcomes among patients with acute coronary syndromes. JAMA 2006; 295(16): 1912-20.

Sackett DL, Richardson WS, Rosenberg W, Haynes RB. Evidence-based Medicine: How to Practice and Teach EBM. New York: Churchill Livingstone, 1997.

Welch HG, Lurie JD. Teaching evidence-based medicine: Caveats and challenge. Acad Med 2007; 75: 235-40.

부록

[부록 1] 가족면담 기록지

<table>
<tr><th colspan="2">가족면담 기록지
(입원 초, 입원 중간, 퇴원 전)</th></tr>
<tr><td colspan="2">날짜:
면담 시간:
참석 가족:
참석 의사:</td></tr>
<tr><td>면담 내용:</td><td>가계도</td></tr>
<tr><td colspan="2">가족 평가 1. 구조:
2. 가족 생활 주기:
3. 가족 기능 환:
4. 적응력 및 결속력:</td></tr>
<tr><td colspan="2">계획</td></tr>
<tr><td>다음 면담 예정일:</td><td>작성자:</td></tr>
</table>

[부록 2] 의학 면담 관찰 목록

2-1. 일반적 의학 면담

면담 기능	Skills	표현 예	확인
관계 형성 (감정)	① 공감(신체언어, 부언어, 반영, 정당화)		
	② 개인적 지지		
	③ 동반자 의식		
	④ 존중(칭찬)		
문제 평가 (정보)	① 경청 행동		
	② 개방형 질문		
	③ 촉진(facilitation)		
	④ 명료화, 확인, 요약, 해석하기		
	⑤ 유도질문		
	⑥ 예고 후 화제 바꾸기		
	⑦ 자신의 경험 말하기		
	⑧ 추가 질문		
문제 관리 (순응도)	① 환자(질병) 교육		
	② 치료계획의 협상		
	③ 동기부여		
	④ 순응도 평가		
지지 치료	① BATHE		
* 피해야 할 표현	- 직선적 또는 폐쇄형 질문 - 편견이 섞인 암시적 질문 - 눈 맞추지 않기 - 부적절한 충고 또는 안심 - '당신은 나쁘군요.' - 불쾌함을 나타내는 비언어적 표현	- '왜' 질문 - 예고 없이 화제 바꾸기 - 되먹임 주지 않기 - 비참하게 만드는 질문 - 말꼬리 잡기 - 복수 질문	

2-2. 상황별 의학 면담

상황	표현 예	확인
노인		
환자의 침묵		
말이 많은 환자		
화내는 환자		
우는 환자		
유혹하는 환자		
안 좋은 소식 알리기		

2-3. 가족 중심 의학 면담

기능	Skills	표현 예	확인
결합	① 유지		
	② 모방(mimesis)		
	③ 추적		
	④ 코우칭		
평가	① 실연		
	② 초점		
재조직	① 경계		
	② 역균형		
	③ 상호보완		
현실감	① 직설적 구성 (강도, 보편적 상징, 전문가 위치)		
	② 역설적 구성 (증상 처방, 증상 재정의, 제지)		
	③ 혼합 구성		
	④ 장점		

[부록 3] 의사 고시 실기 시험 채점 항목 예

□ 환자의사관계(PPI) 채점 항목

번호	채점항목	평가			
1	효율적으로 잘 물어 보았다. - 효율적 질문 : 개방형 질문 사용, 확인, 중간 요약 - 피할 질문 : 유도 질문, 복수 질문	아주 우수	우수	보통	미흡
2	나의 말을 잘 들어 주었다. - 대꾸하기, 경청 자세, 눈 맞춤 & 말 가로채지 않기	아주 우수	우수	보통	미흡
3	나의 입장을 이해하려고 노력하였다. - 공감 표현, 나의 입장 파악	아주 우수	우수	보통	미흡
4	환자가 이해하기 쉽게 설명하였다. - 간단명료함, 이해도 점검, 질문 기회 & 쉬운 용어	아주 우수	우수	보통	미흡
5	나의 좋은 유대 관계를 형성하려고 했다. -자기소개, 일상 대화, 존중, 자신감 & 신뢰감	아주 우수	우수	보통	미흡

□ 신체 진찰 태도 채점 항목

번호	채점항목	평가			
1	신체 진찰 태도가 좋았다. - 손 위생, 가려주기, 사전설명	아주 우수	우수	보통	미흡

가정의학교실현황

충남대학교의학전문대학원

주요 연혁

- 1998. 10. 01. 김종성 교수 부임(건강관리과 전임강사)
- 2000. 07. 01. 충남대학교병원 가정의학과 개설
- 2000. 07. 24. 가정의학과 외래 진료 시작
- 2001. 03. 01. 1기 전공의 수련 프로그램 시작 (조동수, 홍재창, 김갑성, 박상훈)
- 2003. 07. 01. 의과대학 가정의학교실 개설
- 2006. 03. 01. 의학과 학생 가정의학 임상 실습 프로그램 시작

충남대학교병원 가정의학과장

제 1 대 김종성 2000. 07. 24. ~ 2002. 07. 23.
제 2 대 김종성 2002. 07. 24. ~ 2004. 07. 23.
제 3 대 김종성 2004. 07. 24. ~ 2006. 07. 23.
제 4 대 김성수 2006. 07. 24. ~ 2008. 07. 23.
제 5 대 김성수 2008. 07. 24. ~ 2010. 07. 23.
제 6 대 정진규 2010. 07. 24. ~ 현.

충남대학교 의학전문대학원 가정의학교실 주임교수

제 1 대 김종성 2008. 08. 01. ~ 현.

의국원 현황

			재직 기간	연구실
교수	김종성	부교수	1998. 10. 01. ~ 현.	280-8172
	김성수	기금조교수	2002. 03. 01. ~ 현.	280-8111
	정진규	임상부교수	2010. 03. 01. ~ 현.	280-8174
	윤석준	전임의	2010. 03. 01. ~ 현.	010-7405-1344
	오선근	외래교수	한가족노인병원	862-0033
	김성민	외래교수	연세한사랑의원	585-8235
	김경민	외래교수	대전한국병원	606-1060
	임철영	외래교수	유성한가족재활병원	611-9000

전공의	3년차	김영석, 최동현, 유영일, 김민영, 송인규, 권보라	
	2년차	이승환, 김웅두, 김지영, 민성환, 유정선	280-7505
	1년차	권의석, 김성구, 김어진, 유정선, 장동민, 서해선	

진료 시간표

		오전	오후
가정의학과외래 (본관 2층, 280-8371)	김종성	수, 금	
	김성수	화, 목	
	정진규		목
	윤석준	월	
	전공의	토	월~금
종합건강증진 센터 (암센터 4층, 280-7878)	김종성	화, 목	화, 목
	김성수	월, 수	월, 수
	정진규	월, 화, 수, 금	화, 금
	윤석준	목, 금	목, 금
	전공의	월~금	월~금
국가검진/암검진 센터 (암센터 2층, 280-8530)	김종성	월	
	김성수	금	
	정진규	목	
	윤석준	화, 수	
	전공의	월~금	월~금
충남대학교 보건진료소 (2학생회관 2층, 821-6071)	김종성/정진규		월
	윤석준		수
	전공의		월, 금

의국을 거쳐 간 교수님

박병강 재직기간 2001. 08. ~ 2003. 08.

전임의 배출 현황

제 1 기 박병강 2000. 08. ~ 2001. 07.
제 2 기 윤수미 2001. 03. ~ 2002. 02.
제 3 기 정진규 2005. 03. ~ 2006. 02.
제 4 기 정진규 2006. 03. ~ 2007. 02.
제 5 기 김경민 2007. 03. ~ 2008. 02.
제 6 기 남택우 2009. 03. ~ 2010. 02.

전문의 배출 현황

제 1 기(2004년) 조동수, 홍재창, 김갑성, 박상훈
제 2 기(2005년) 오선근, 정진규, 한경희
제 3 기(2006년) 박찬일, 김근배, 홍원기, 정인욱
제 4 기(2007년) 김성민, 이동훈, 김경민, 박한주
제 5 기(2008년) 임철순, 강동수, 최상욱, 정숙영
제 6 기(2009년) 현영훈, 이선희, 임철영, 남택우
제 7 기(2010년) 최태근, 조규철, 이정길, 윤석준, 이선경

세계가정의학회(WONCA) 전공의 논문 발표 현황

2004년

정진규	제 17차 세계가정의학회 (미국, 올랜도)	The effect of the brief intervention on heavy drinking patients in primary care.	포스터

2005년

박찬일	제 11차 유럽가정의학회 (그리스, 코스)	Psychosocial symptoms of children of alcoholics.	포스터

2006년

김성민	제 12차 유럽가정의학회 (이탈리아, 피렌체)	Carbohydrate-deficient transferrin as a marker of heavy drinkers in Korean males.	구연
이동훈	제 12차 유럽가정의학회 (이탈리아, 피렌체)	Relationships between parent's drinking problems and drinking, depression, and anxiety in university students.	구연
김경민	제 12차 유럽가정의학회 (이탈리아, 피렌체)	The readiness to change and insight in alcohol dependent patients.	구연
박한주	제 12차 유럽가정의학회 (이탈리아, 피렌체)	Nicotine dependence and stress in Korean males.	구연

2007년

강동수	제 13차 유럽가정의학회 (프랑스, 파리)	Korean traditional biggest holidays as a stressor in married women.	포스터
정숙영	제 13차 유럽가정의학회 (프랑스, 파리)	Improvement in readiness to change of heavy drinkers through brief group education by primary care physicians.	구연
최상욱	제 13차 유럽가정의학회 (프랑스, 파리)	Carbohydrate-deficient transferrin and mean corpuscular volume as a biomarkers of heavy drinking in Korean females.	포스터

2008년

임철영	제 14차 유럽가정의학회 (터키, 이스탄불)	Group education by primary care physicians on heavy drinkers: a 1 year follow-up study.	구연
이선희	제 14차 유럽가정의학회 (터키, 이스탄불)	Effects of group education by primary care physicians on the readiness to change of heavy drinkers.	구연
현영훈	제 14차 유럽가정의학회 (터키, 이스탄불)	Effects of alcohol flushing reaction on the validity of carbohydrate-deficient transferrin in screening Korean male heavy drinkers.	구연
남택우	제 14차 유럽가정의학회 (터키, 이스탄불)	Validation of the three kinds of single alcohol question on identifying problem drinkers.	포스터

2009년

이선경	제 15차 유럽가정의학회 (스위스, 바젤)	The relation between drinking pattern and obesity in Korean male.	구연
윤석준	제 15차 유럽가정의학회 (스위스, 바젤)	The accuracy of resting metabolic rates estimated using fat free mass and equations in obese women.	포스터
최태근	제 15차 유럽가정의학회 (스위스, 바젤)	Change of drinking behavior for 1 year according to the readiness to change after group education in Korean at-risk drinkers.	구연
조규철	제 15차 유럽가정의학회 (스위스, 바젤)	Effects of insight level on the sensitivity of alcoholism screening tests in patients with alcohol dependence.	구연
이정길	제 15차 유럽가정의학회 (스위스, 바젤)	Usefulness of the alcohol use disorders identification test in screening for problem drinkers among university students in primary care setting.	구연

2010년

최동현	제 16차 유럽가정의학회 (스페인, 말라가)	The role of paternal drinking problems in the drinking behaviors and psychological characteristics of high school students.	구연
김영석	제 16차 유럽가정의학회 (스페인, 말라가)	Alcohol consumption and hypertension based on the reaction of facial flushing in response to alcohol among middle-aged Korean men.	구연
김민영	제 16차 유럽가정의학회 (스페인, 말라가)	The effects of alcohol flushing on metabolic syndrome in Korean male drinkers.	구연
권보라	제 16차 유럽가정의학회 (스페인, 말라가)	Effects of brief advice by family physicians on the readiness to change among Korean at-risk drinkers.	구연
유영일	제 16차 유럽가정의학회 (스페인, 말라가)	Performance of alcoholism screening instrument to detect at-risk drinkers and alcohol use disorders in elderly male drinkers.	구연
송인규	제 16차 유럽가정의학회 (스페인, 말라가)	Relationship between internet use and health behavior in university students.	구연

찾아보기

영문 찾아보기

국문 찾아보기

찾아보기